零伤口
完美孕产育

甘棠 周毅 编著

不同于你看过的任何一本孕产书

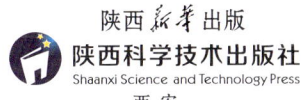

陕西新华出版
陕西科学技术出版社
Shaanxi Science and Technology Press
西安

图书在版编目(CIP)数据

零伤口:完美孕产育/甘棠,周毅编著.—西安:陕西科学技术出版社,2023.5
ISBN 978-7-5369-8478-3

Ⅰ.①零… Ⅱ.①甘… ②周… Ⅲ.①孕妇-妇幼保健-基本知识 ②产妇-妇幼保健-基本知识 ③婴幼儿-哺育-基本知识 Ⅳ.①R715.3 ②TS976.31

中国版本图书馆 CIP 数据核字(2022)第 104083 号

零伤口——完美孕产育
LINGSHANGKOU——WANMEI YUN-CHAN-YU
甘棠 周毅 编著

责任编辑	张 戬 孙雨来
装帧设计	张慧敏

出 版 者	陕西新华出版传媒集团　陕西科学技术出版社
	西安市曲江新区登高路 1388 号陕西新华出版传媒产业大厦 B 座
	电话 (029) 81205187　传真 (029) 81205155　邮编 710061
	http://www.snstp.com
发 行 者	陕西新华出版传媒集团　陕西科学技术出版社
	电话 (029) 81205180　81206809
印　　刷	西安雁展印务有限公司
规　　格	787 mm×1092 mm　16 开本
印　　张	10.25
字　　数	14.5 千字
版　　次	2023 年 5 月第 1 版
	2023 年 5 月第 1 次印刷
书　　号	ISBN 978-7-5369-8478-3
定　　价	49.00 元

版权所有　翻印必究

前 言

冰心曾经说过：世界上若没有女人，这世界至少要失去十分之五的"真"、十分之六的"善"、十分之七的"美"。还有一个说法：教育一个男人，只是教育了一个人；而教育一个女人，则是教育了三代人，也就是教育了一个民族。作为一名女性，我们的人生感受是生动而丰富的，有阳光雨露下的明媚鲜妍，也有雨雪风沙中的等待坚守，有炙烤板结下的扎根深埋，也有冰天雪地中的无限新生。尤其是当我们面对考验，特别是面对巨大的精神压力和生理极限之时，女性同胞们所表现出来的勇敢和坚忍堪为人类世界中最美的图腾之一。

很多优秀的品质潜藏在每一位女性的内心深处，在关键时刻就会爆发小宇宙为我们镀上铠甲金身。我们有充分理由相信自己，相信现在，相信未来可期。但是在这个过程中，观察、思考、学习，是伴随我们一生的功课。这种思维行为习惯可以让我们形成相对全面的知识储备、良好的心理素质，尤其是可以强化情绪的稳定性和对幸福的感知力。有助于我们在各种考验和实践中把握事物发展的规律，在气定神闲中处理驳杂，在心如止水中面对噪音，在奔波劳碌中享受充实，在平淡如水中感悟幸福。

我们身处一个伟大的时代，生在一个强大的国家。我们在传统文化中寻根，在现代文明中受益，物质的丰富、生活的便利、资源的充分，一切的一切都让我们的效率提升到前人无法想象的高度。当把脚下踩实、目光放远的时候，我们可以看到：有一种困难叫作跨越，有一种挫折叫作成长，有一种障碍叫作假想敌。女同胞们没有人会否认分娩的痛苦，更不会否认新生命带给她们的快乐和意义。当我们听到那划破心门的一声啼哭，一定会深深了解"值得"的含义。

哲学中，简单和复杂、困难和容易、得到与失去，从来都是对立统一、相互转化的关系。我们也经常从长辈的言传身教中读到这样的影响和教育。但从我自身的感受来讲，许多体悟非实践和亲历而不能得。对实际困难的惧怕和躲避，对未知事件的想象和焦虑，困住了我们前进的脚步。只有当我们经历过五味杂陈、经历过冷热寒暑，最终沉淀出一丝甜蜜在心头的时候，就会真正懂得：给所有过往打上成长的烙印，从无限的不适中找到更多的获得和舒适，可以让我们从最小的夹缝中飞出，破茧、生翼、获得新生和自由。

这本书的雏形，来自笔者从孕期到分娩到孩子咿呀学语这两三年的一些实录、实践和学习资料。人的意志力和心态是所有实践最为重要的基础，这个思想基石决定着我们能否冷静地思考、能否进行有效的学习、能否在必要时施以科学方法、能否对突发情况有足够的预见性、能否在波动的时候保持良好的心态……我们需要掌握一定的理论、把握一些要点，然后胸有成竹地轻装上阵，去体验和腹中孩子共同成长的美妙经历。

在这两三年中，我们要经历生理上的考验、心理上的压力、实操上的繁复，许多人就是被这些脑海中的大山汪洋所惧，或逃避、或在不情不愿中无从逃避，抑或在被动和埋怨中束缚自己。所有的一切其实都是有方法可循的。当我们照顾一个小生命、经营一个家的时候，完全可以把自己看作一个操盘手。我们要把思考放在行动的前面，在多项工作并举的时候采用统筹、在多项选择的时候查看经验、在铺陈打理的时候注意协调，在矛盾丛生的时候保持运转……尽可能让一切设计都符合人体力学、心学以及个体的行为习惯，可以为我们大大节约时间精力，让我们和宝宝所处的环境更加舒适、更加安全。把我们从烦冗的重复性动作中有效解脱出来，且与所有劳作并行不悖，是我们的思考与实践的出发点和落脚点。我们充分利用资源并节省更多时间的意义何在？自然是用于对自我和孩子的高质量陪伴。

有一句话说，人类总是具有惯于逃避苦苦思索的弱点。但思考恰恰为我们找到了走向进步与成熟的最短距离。种种科学研究表明，人类大脑是符合"用进废退"这一理论的。越常使用、练习某种技能，越可以使大脑实现新的构建、形成新联结，改善或增进大脑的认知功能，让大脑更加灵活聪明。随着认知领域的拓宽，我们就能更加客观看待生活中让自身觉得不适的部分，从而就避免将宝贵时间陷于毫无意义的内耗。正面思想能否形成，直接决定了我们身边每一个人的幸福指数，越是和我们关系紧密的人所受到的影响越直接。因此，修炼一副强大而智慧的心脑，是我们走好这一步的第一堂课。

我们永远期待，奇迹的出现。

我们永远期待，明天会更好。

甘棠
2020年11月6日

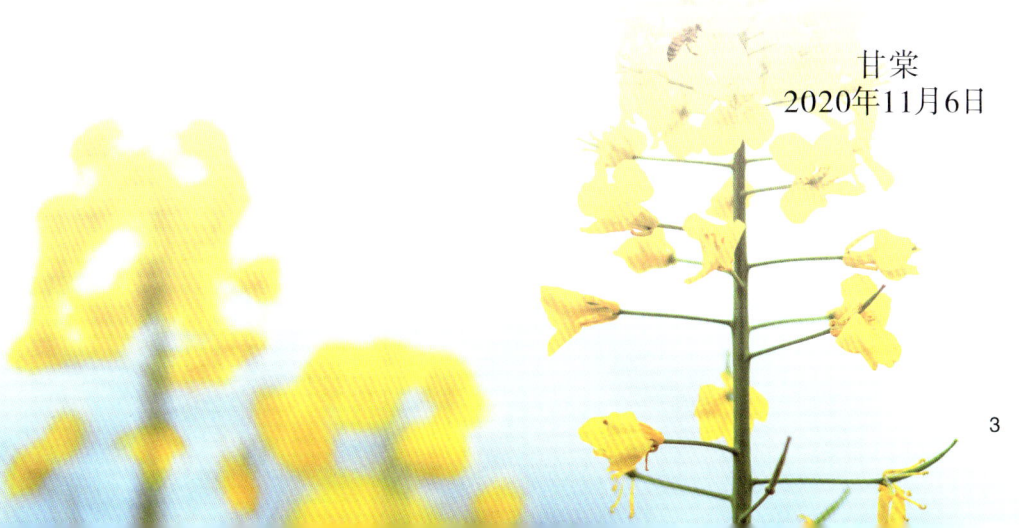

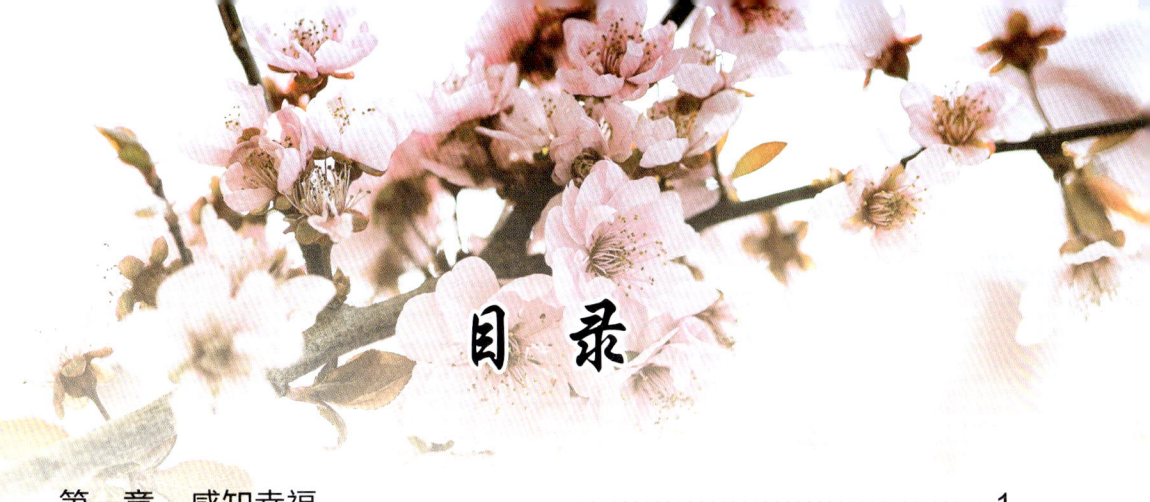

目 录

第一章　感知幸福……………………………………………1
第二章　心理准备……………………………………………4
第三章　大神相遇……………………………………………8
　　一、排卵试纸 / 8
　　二、卵泡监测 / 9
　　三、白带性状 / 9
　　四、体温测排 / 10
　　五、相遇过程 / 11
　　六、重要时间 / 12
第四章　备孕宜忌……………………………………………13
　　一、生活规律 / 13
　　二、戒烟戒酒 / 13
　　三、生活细节 / 14
　　四、适当运动 / 14
　　五、情绪良好 / 14
　　六、注意饮食 / 15
　　七、提高质量 / 15
　　八、禁忌药物 / 16
第五章　前3个月……………………………………………17
　　一、怀孕时间 / 17
　　二、医院攻略 / 18
　　三、首次确诊 / 18

四、HCG / 20
　　五、孕酮 / 21
　　六、阴道出血 / 21
　　七、正式孕检 / 23

第六章　口腔健康 ················ 27
　　一、注重清洁 / 29
　　二、刷牙方法 / 30
　　三、注意检查 / 30
　　四、产后刷牙 / 31

第七章　妇科问题 ················ 32
　　一、妇科炎症 / 32
　　二、不孕不育 / 37
　　三、人流危害 / 39
　　四、试管婴儿 / 40

第八章　孕期困扰 ················ 42
　　一、妊娠反应 / 42
　　二、能赶走的妊娠纹 / 44
　　三、来自身体的各种不适 / 47

第九章　孕期检查 ················ 51
　　一、大致时间划分 / 51
　　二、每次检查项目 / 52
　　三、主要检查分析 / 54

第十章　大项攻略 ················ 61
　　一、关于奶粉 / 61
　　二、尿片采购 / 65

第十一章　采买讨论 ················ 68
　　一、婴儿床 / 68
　　二、各种护栏 / 70

三、婴儿车　/72
　　　四、清洁用品 /73

第十二章　秘密武器······················75
　　　一、导乐球　/75
　　　二、会阴按摩 /78
　　　三、养肝汤　/80

第十三章　分娩时刻······················81
　　　一、胎儿入盆 /86
　　　二、关于见红 /86
　　　三、关于破水 /87
　　　四、其他信号 /88

第十四章　坐好月子······················89
　　　一、把握禁忌 /93
　　　二、吃对月子 /94
　　　三、产后恢复 /96

第十五章　妇幼用具······················102
　　　一、宝宝日用篇 /102
　　　二、宝妈日用篇 /107
　　　三、宝宝沐浴篇 /108
　　　四、宝宝游泳篇 /110

第十六章　口粮故事······················111

第十七章　哺乳要点······················115
　　　一、身体保养 /115
　　　二、喂奶姿势 /117
　　　三、关于催乳 /119

第十八章　宝宝辅食······················120
　　　一、辅食性状 /121
　　　二、辅食内容 /122

第十九章　辅食伴侣··128
　　一、零食点心 / 128
　　二、辅食辅料 / 130
　　三、辅食工具 / 132

第二十章　产后脱发··135
　　一、吃出健康 / 136
　　二、头部保健 / 139
　　三、重要穴位 / 139
　　四、发梳选择 / 140

第二十一章　权益保护··142
　　一、关于产假 / 142
　　二、产假待遇 / 144
　　三、权益保护 / 145
　　四、应知应会 / 147

后　　记··150

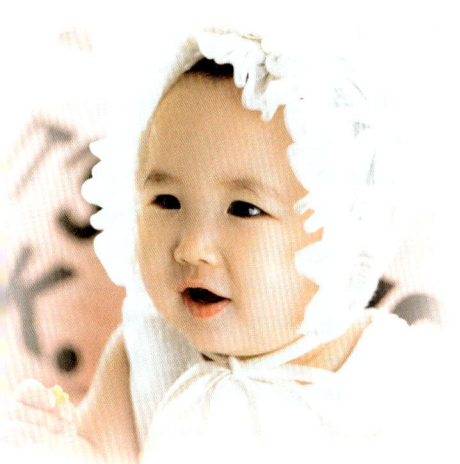

第一章
感知幸福

2018年11月，我终于迎来了期盼多年的小天使。经过2年的全天候陪伴，2岁生日的时候送她去了早托班。第一天送她到托班之后，我在路边要了一份早餐，一个人喜笑颜开吃了好久。我很确信，这不是喜极而泣的喜，而是喜不自胜的喜。这两三年来，与其说是负担、负累、困难，不如说是一个个具体的事情、具体的问题。从我挺着大肚子事无巨细、草木皆兵地准备好一切，到现在孩子已经2岁了，看到生产时备买仍未用完的湿巾不禁哑然失笑。感慨之余，生出的更多情愫是满足和幸福，以及一个雌性动物母性被激发之后所产生的智慧和勇气，必然让我受益一生。

或许是年龄问题，或许是在面对生育问题时所见过的眼泪、听过的故事太多，或许是我与生俱来的那一点点善于思索和研究的思维习惯，让所谓的人生大考通过了第一步。翻到这本书的姐妹们，我们每个人的家庭、每个人所受到的关注、每个人所面临的具体情况千差万别。无论我们面对任何情况；无论我们面对何种待遇；无论我们是被当宝还是当草，那都是我们合理的人生，因为它是存在的，是我们必须要面对的。但这并不意味着我们会变成凉薄寡淡的人。恰恰相反，我们就是要在这个过程中，练就一颗强大的内心，一颗对负能量钝感、但是对爱和温暖更加敏感的心。当我们不依赖于任何力量就能够坚强完美地处理好所有事情之余，以为这个世界就是如此的时候，温暖和爱，哪怕是一丝一毫都会让我们如沐春风。幸福感，必须经历苦涩才能够获得，或者更准确的描述应该是"才能够被真正地感知"。

我的主题是"零伤口",为此,我做了大量功课,也收获了很多成长心得。我想说的是:女性,无论生育年龄如何,无论当时衰老程度如何,只要用心爱自己并加以自勉自律,产后一样可以容光焕发、神采奕奕。生产,会让肌体有一个新的重塑,这不亚于一次重生,难道不值得期待吗?亲爱的姐妹们,还有很重要的一点,这个零伤口最重要的是指向我们的内心。身体的伤口可以痊愈,疤痕体质的人或许会留有瘢痕,还有一些伤口在遇到雨雪阴冷的时候会隐隐作痛。但是,肉体上的伤口毕竟是能够被清楚看到的,说到底,它是明晃晃的存在,并不是最可怕的敌人。

而内心的伤口,就好像存在于我们最深的心底,通过动脉静脉的全身循环,直接关联着我们的灵魂、接受外来信息的反馈,甚至会影响到我们的三观及以后的人生选择。我们要永远记得,无论我们经历了什么,无论心上的伤口有多疼、创面有多大、伤害来的多么无厘头,都不是我们未来作出不好的选择或者破罐破摔的借口。伴随着认知的修正和重建,正确的循环应该是:越艰难,越坚强;越不堪,越善良;越苦涩,越纯粹;越委屈,越体谅。心要越来越大,可以无条件包容、兼容为了达到你幸福彼岸有关的所有对错;心要越来越小,可以无条件感知、享受生活和环境给我们带来的每一点一滴的幸福。哪怕是同事对你发型的一句夸赞、快递小哥一个暖心的动作、宝贝用脏脏的手指捏起一块面包屑递到你嘴边、隔壁公园修葺完成重新开放、连绵阴雨后久别的阳光、一个心仪的口红、一双称心的鞋子,这种微小的幸福感、狭义的幸福感,都是构成幸福感的主体,是幸福感最真实的组成部分,是能够实实在在让人产生多巴胺的。好多人会觉得这种画面的幸福感是境界高的人的一种自诩,错!这种体验感、获得感,永远来自一个曾经受过伤而后自愈并能够正确面对的有趣灵魂。不知道苦有多苦,如何知道甜有多甜?现在流的眼泪越多,成长的契机就会越大;承受的苦难越深,未来对幸福的感知就会越敏锐。这是铁的事实。

一转眼的工夫,再翻看她半岁、1岁的视图,已经是不可能再回去的美好。她上托班后,我每天上班、学习、煲汤、锻炼、护肤,忙得不亦乐乎。我比之前,似乎更加清楚自己要什么。把年龄当作数字不是自我欺骗,而是我们应该清楚地知道,当年轮翻倍的时候,良好的精神状态同样可以演绎青春,甚至可以通过我们的努力,修炼出神采飞扬、熠熠发光,甚于朝露的样子。现在,我不知道未来是何种状态,也似乎并不期待我的明天是否斑斓。我只知道,享受当下、珍惜当下。人生是苦,生人有多苦,人生就有多苦。但生命的伟大之处在于,你根本无法想象一颗种子变成参天大树以后会发生什么,有的是超乎你想象的事情。在这过程当中的酸甜苦辣咸就是生命最有意义的组成,在各种滋味中品出人生的乐趣就是通透最好的诠释。来,伸个懒腰,泡杯养生茶,让我们一起去感受这世间所有被阳光雨露滋养的美好生命吧。

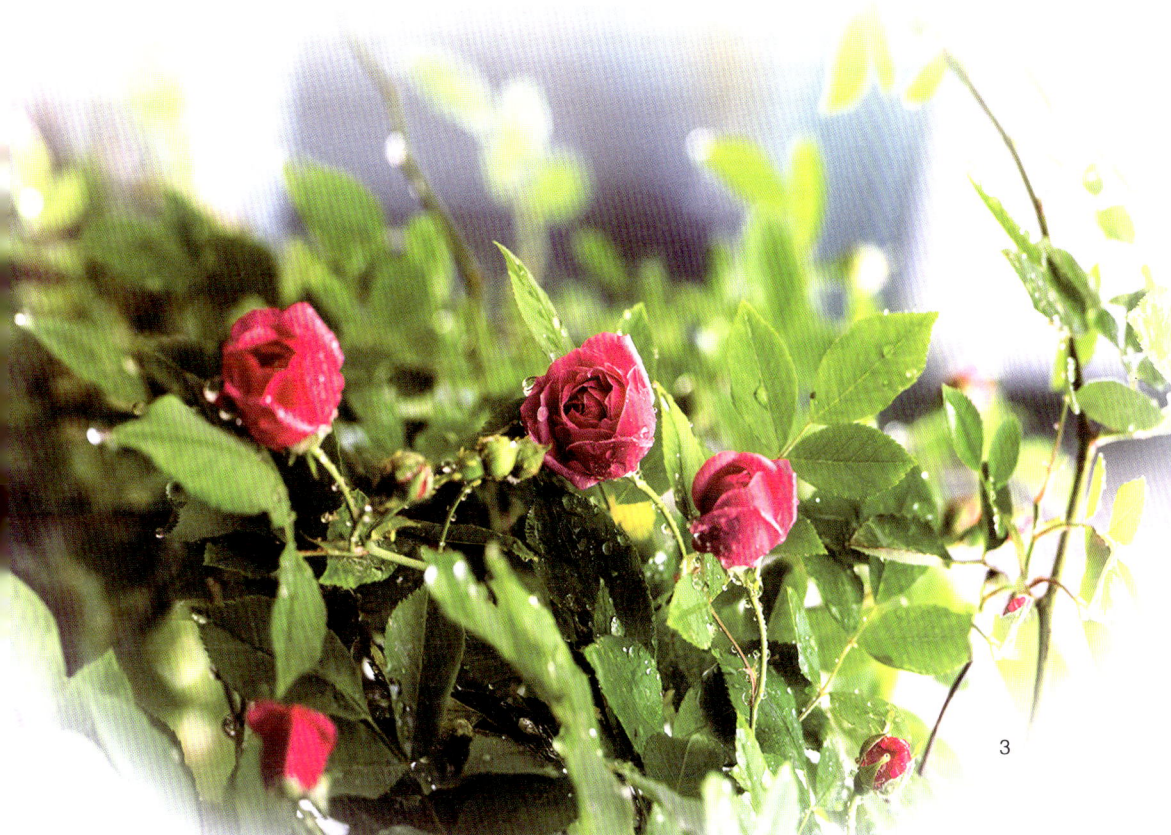

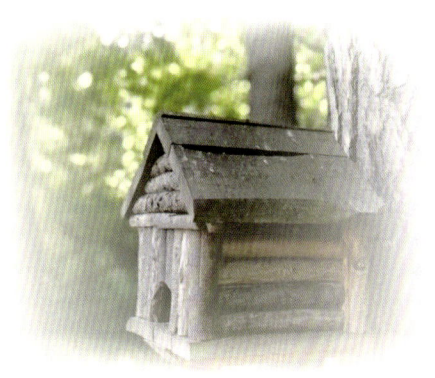

第二章
心理准备

繁衍，是人类最重要最原始的一项基本生存任务。物质文明实现质的突破不过是近百年的事情，在过去几千年人类文明和上百万年人类诞生存续史中，人类繁衍更多的是依靠生理和心理本身。有一句俗语说，人心朝下，心尖的指向——护幼，是人最本能最真实的反应。所以，排卵、优胜劣汰、受精、着床、分裂、从母体吸收养分，还有母体自身的一系列妊娠反应，包括后期喜欢左卧睡眠这种细节，都是繁衍过程中自我保护机制最合理的天然存在。我们女性，对繁衍，应该有着绝对的信心。

科学证实，女性最佳生育年龄是26周岁。但是，现在随着经济社会发展、思想认知多元、生活组成愈加丰富，女性独立意识不断增强，晚婚晚育、终身丁克、不婚主义等，似乎都成为存在即合理。有报道说，日本已经进入低欲望社会：不追求金钱、不追求社交、不追求奢享、不追求婚姻、不追求天伦之乐。随着物质发展带给人们的满足感越来越有限，进入低欲望阶段，恐怕是在全世界都会蔓延的事情。

在这里，我想用一个例子表达我的观点。就好像我们在旁观一个游戏一样，一个最简单的丢手帕游戏。把手帕丢在一个小朋友后面，然后去猜、去找、去追。就一个手帕而已，乐趣何在？任何事情，在没有和你发生关系之前，似乎都没有乐趣。但是，当你走进来，真正成为游戏里的一员，你会发现，这个游戏真是太有意思了。那个丢手帕的人会不会丢给我呢？他丢给我，是不是觉得我会输给他呀？转圈的时候，是不是有人在看着我呢？顽皮的小伙伴居然伸脚让我摔了一跤……这个游戏，让我看到了小明跑起来那么矫健，我的同桌丹妮笑起来好美，跑赢了居然还得到了老师最大枚的彩虹糖，我好开心。任何游戏、任何事情，无论是孩子的游戏还是成年人的游戏，只要你肯投入进去，一定能发现不一样的风景。

一个冬日上午，正在宿舍睡懒觉的我被舍友摇醒。她调皮地扯我起来，喊我一起进山去。在我的感知里，冬日的太阳再娇艳，也无法驱散料峭的寒气，一阵佯装困意、翻身躲闪，最终还是没能经得住她的软磨硬泡，被她和几个同学强行裹上围巾、披上棉服塞进车里，一溜烟开往秦岭深处。秦岭深处的植被依然在寒冷中尽绽生命的美态，驶出全程逾18千米的隧道，温带落叶阔叶林过渡为常绿阔叶林带，植被更加茂密荫郁，阳光也更加浓烈刺眼。行至山谷间，冬日里空气忽然变了味道，让你不由自主地面带微笑，想和全世界抬手问好。溶洞里光滑温湿，一群打打闹闹的人所到之处，都让静谧的空间瞬间充满了烟火气。不到1小时，怕冷的我居然头上冒汗，完全感受不到丝毫寒意了。山谷中有一大片游乐设施，两边峡谷宽阔幽深，这片平地阳光洒尽、视野极佳，只想坐在石墩上静静看着美景游客的我再一次被拉起去游戏。横向蛇形秋千，需要五六个人共同施力，大家摆动同频，秋千就会越荡越高。身轻的我被安排在了排头，两三下摸到了规律，和大家一起起伏摆动，呼喊声欢笑声不绝于耳，周边的游客纷纷被我们吸引驻足。我渐渐放松下来，任由后面的同学们施力将秋千摆高，不知我身上是生了翅膀还是背了滑翔伞，起伏的景色竟如此真切生动，如临仙境。那一刻身心全体放空，唯有轻松弥漫、快乐荡漾。

回到宿舍，和我一起午觉的另一个伙伴还没醒，我摇她起床问她为何不去，她回我一句："我们不是去了好多次了嘛！"说着又卷被蒙面。心里忽然想起，这也是我当时不愿起床的原因，想告诉她其实每次出门都有不同乐趣，却不知如何开口、从何说起。有些事情，听闻、旁观、置身其中真的是完全不同的感受，无论规模大小、意义如何，哪些"游戏"是值得我们去参与和体验的，值得思考。比如，是否去拥有一个孩子。

要不要孩子，在人生大是大非榜单上几乎位列榜首，这个问题是值得讨论的。很多人都听过这么一句话，什么年龄干什么事。我今天想和大家一起把这句话再重新解读一番。是，我们年轻过。20岁左右，没有人愿意把自己和奶粉尿片、灶台菜场联系起来，这个时期关于生育的话题对年轻人说起来无疑是星河之外、对牛弹琴。我们可以在一定程度上晚婚晚育。可是遥遥无期之后会有什么结果呢？你有把握当你想要孩子的时候就一定要的了吗？你能保证那个时候你的身体没有任何问题吗？你能确定那时的想法和现在一样吗？你能保证人过而立之年，你的家人没病没灾，工作上绝对碰不到你特别需要抓住的发展契机吗？这些问题，还有很多我们无法预知的方面，任何一点打了结，都会给我们带来巨大的发展障碍。就算在我们对自身没有过多要求的情况下，生活也有因为一个裂隙而崩塌的可能。

随着我们年龄的增长，肩上的担子也会越来越重。我们会在不经意间迈过青春，不由选择地，成为家庭的中流砥柱、单位的主体力量、社会占比最重要的劳动力组成。倘若在这个时候，我们怀抱婴儿哺育，被捆到动弹不得，显然是一种问题复杂化、后置化的非高效安排。

老舍在自传中曾经写过：再活40年，也许能有点出息。英国科幻小说家阿瑟·克拉克在墓志铭上写过：我从来没有长大，但是我从未停止生长。这2位来自东西方的大家其实对人生的成长性有着一样的体悟。父亲给我说过一句话，人的一生，其实就是陪伴孩子成长的过程。陪孩子哭、陪孩子笑，心疼于子女的难过，开心于孩子的成长，骄傲于他们的进步。毫无疑问，孕育、陪伴一个生命的成长，是我们人生中最重要最有意义的事情之一。孩子的成长，更是我们的成长。它可以比肩我们事业的成功、自我价值的实现、一个心心相印相濡以沫的美好爱人、自身和家人身体健康这几件最最要紧的事。或许我们可以在别的事情上得到快乐，或许我们在自我价值实现上可以得到很多找补。这世间还有很多人注定不能生育子女,还有很多人被上天赋予了其他使命,还有很多人……原谅我不想说完整。但是我还是想鼓励姐妹们,去拥有1个或者多个孩子,哪怕去领养1个,因为,陪伴他们的成长更是我们的成长。这中间的困难是滋养我们生命的土壤,可以让我们看到自己真正美丽成熟的样子。未来,陪伴孩子的成长,还有很多节目要做,更多的酸涩和快乐等待着我们去体验,说实话,我很期待。

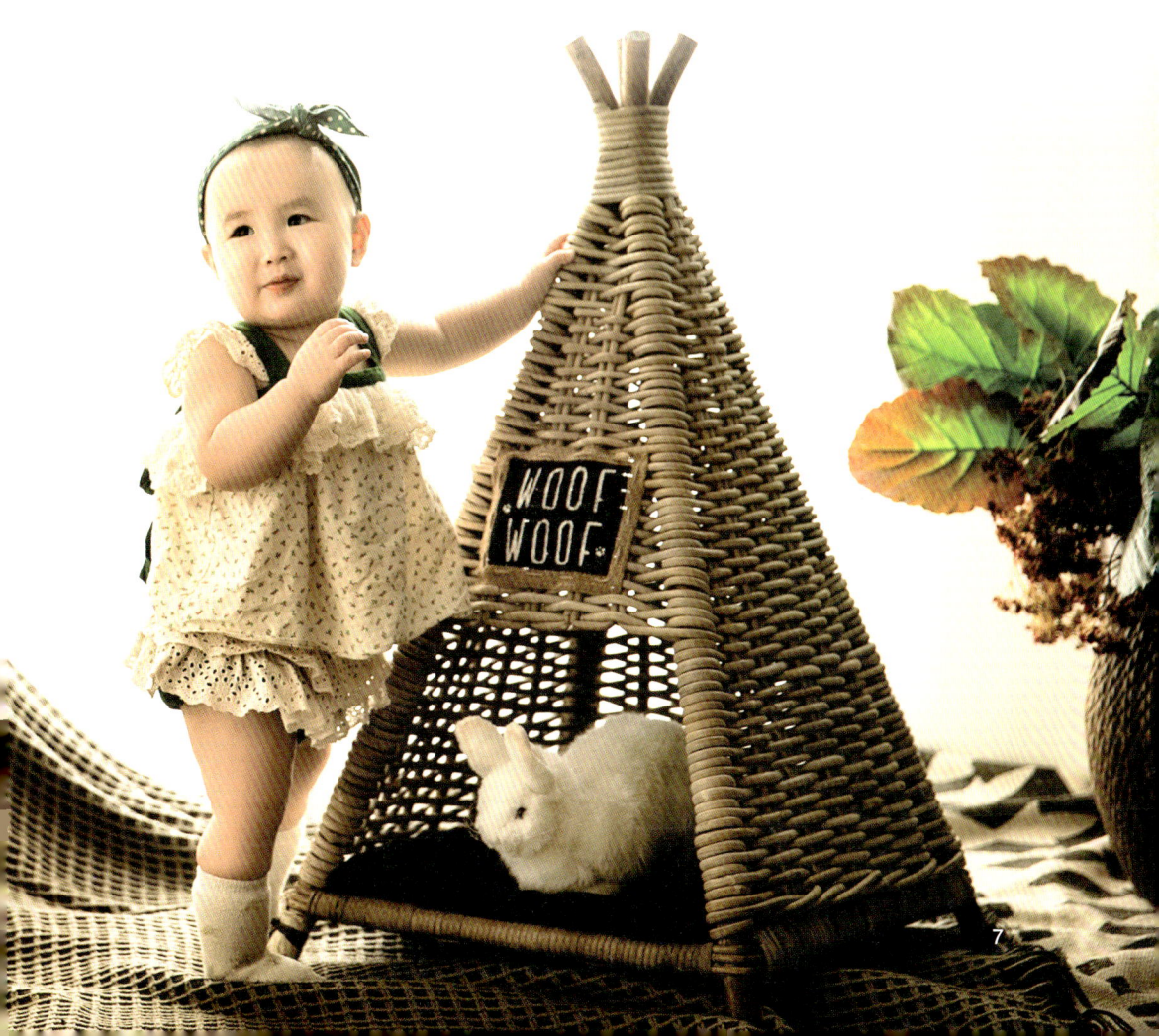

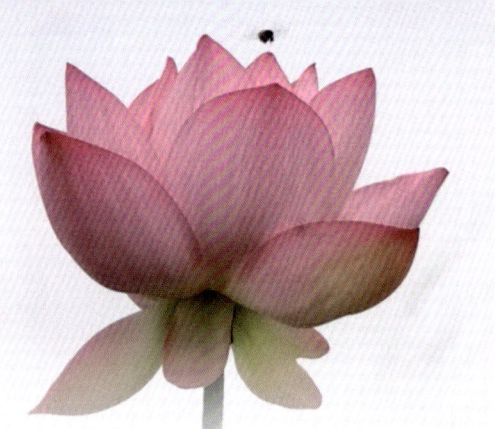

第三章
大神相遇

把握不住准确的排卵时间，是很多受孕困难的女性共同面临的问题。排卵时间是有个体差异的，因为例假周期呈现出很大不同。但是有一个适用于绝大多数人的排卵计算方法：对于周期相对稳定正常的群体来说，下一次例假来之前的14天为当月排卵日。加上前5天后4天就是排卵期。我们在自然受孕方法尝试几个月失败后，可以采取一些技术手法更加准确地找出排卵期。排卵试纸、卵泡监测、白带性状、体温测排等等都是有效的测排方法。其中最为简单和直观的，就是排卵试纸，它其实可以作为我们便捷的选择。

一、排卵试纸

排卵试纸有许多品牌，如果用它来监测排卵，最好从头到尾选择1个品牌，这样才好进行正确比对。关于试纸的稳定性，简单通俗来说，当一些稳定性较强的试纸可以检测到信号时，一些相对灵敏的就已经非常明显了。正因为如此，有些非常灵敏的试纸会容易受到干扰，尤其是早孕试纸，甚至会出现乌龙事件。所以无论是早孕试纸还是排卵试纸，要尽可能选择一些稳定性比较强的品牌。排卵试纸测定的是女性尿液中的黄体生成素（LH）浓度，被叫作LH激素水平。最常见的说法是月经第10天左右开始测试，但是越来越多的临床发现，很多人月经完后就会马上排卵，甚至还有个别人月经中排卵。鉴于个体排卵时间的差异性，在月经刚刚结束之时，就应该开始用排卵试纸检测尿液，并把每天的试纸条标好日期队列粘在一起（图3-1）。当对照线逐渐增强的时候，就要开始注意了。发现颜色越来越深，可以增加测试频率，到最强的时候（由强转弱就能知道峰值所在，即LH最强）就是排卵前24小时左右。大多数说明书会提示我们，强阳之后的24~48小时排卵。排卵试纸不同于早孕试纸，排卵试纸可以用全天尿。建议采用同一个时段浓度比较接近的尿液来检测。然后待试纸干透以后，贴在纸上，标出日期和时间，这样可以清楚看到，对照线颜色的变化。掌握这个方法，就知道怎么利用好排卵试纸了。

二、卵泡监测

卵泡监测是比较直观的方法，需要借助B超来完成。这种方法多用于不孕症患者。根据例假周期大夫会给出监测时间，在月经完后进行连续监测（图3-2）。一般是从月经周期第8~12天开始监测，观察卵巢内卵泡发育的情况。每个月经周期有多个卵泡发育，但是仅有1~2个卵泡发育至成熟，绝大多数情况下，有1个卵泡会成长到成熟。一般超声会在月经周期第3~5天发现小卵泡，后来逐渐发育成长变大，在排卵前1天增长最快。优势卵泡大小达到18~25毫米，外形饱满，有着薄而清晰的内壁，这就是监测所期待的优势卵泡。通过监测观察卵泡的生长速度以及卵泡是否已经破裂，捕捉最靠近卵子排出的时刻。排卵监测特别针对月经紊乱、有排卵异常等情况的患者，可以有效地观察到排卵期的具体情况，让我们有的放矢。

三、白带性状

排卵期的白带和平时的白带性状是有明显区别的。如果没有其他炎症，健康正常的白带呈现白色，有点黏稠。但是到了排卵期之后，体内的雌激素水平会变高，这个时候分泌物会有所增加，宫颈黏液分泌物会相对稀薄。排卵期的白带不仅会比平时增多，而且呈现一定韧性，粘手不易断，透明拉丝状，有点像蛋清（图3-3）。因为排卵期女性体内激素水平的变化，加之雌激素有促进女性化的作用，所以排卵期女性也会呈现出皮肤更加细腻、体态更有韵味等生理现象，这些都和体内性激素发生变化有关系。体内性激素最能刺激性欲，这个时期的女性也是1个月中性欲最为旺盛、受孕能力最强的时期。

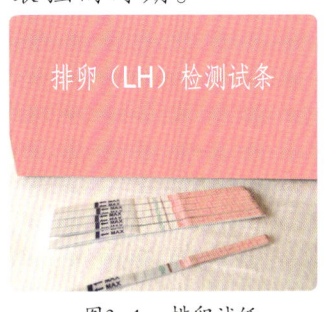
图3-1 排卵试纸

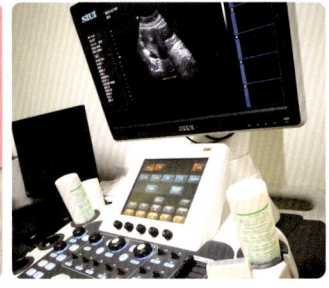
图3-2 卵泡监测

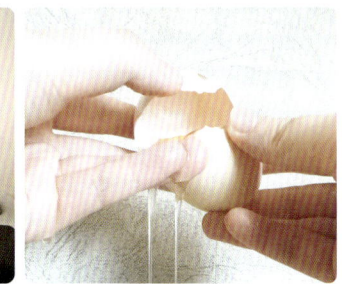
图3-3 排卵期白带性状

四、体温测排

体温测排卵，要采用每天同一时段的体温进行比对，也就是我们常说的基础体温测定。每天早晨醒后，卧躺不动不说话，进行体温测量（体温计放到舌下测量5分钟）后进行记录。正常情况下排卵之前的人体温度在36.5℃左右，排卵当时的体温稍有下降，排卵过后的体温会迅速上升到37℃左右，上升温度的平均值在0.5℃左右，而且这个温度会一直持续到下一次月经来潮，时间在14天以上（图3-4）。之所以会发生这种变化，是因为排卵后黄体形成会分泌大量孕激素，孕激素刺激下丘脑体温调节中枢，导致基础体温升高。这个需要阶段性的观察和记录，连续测量才会有价值。测量基础体温时如果遇到感冒、发烧、腹泻等疾病，基础体温会受到很大的影响，这类时间段是不能作为基础体温变化规律参考的。

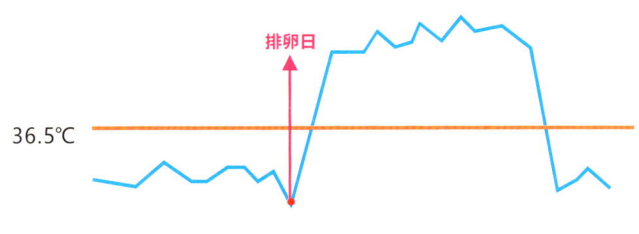
图3-4 体温测排

五、相遇过程

受精卵的形成是一个非常神奇的过程。因为精卵结合本身就是一个精子需要突破重重阻碍，卵子和生殖系统恰好做好各种准备，天时地利人和才能发生的奇迹。正常性成熟的男性一次射精可以排出数千万甚至高达2亿左右的精子大军，但是在1个月大多数时间里，因为阴道黏液的阻挡和酸性环境，大多数精子根本无法进入子宫。每个月只有一次宝贵机会，女性身体会创造条件让精子进入，精子必须准确把握时机才有可能在这场超级马拉松中胜出。女性在排卵期分泌荷尔蒙，曾经阻挡精子的黏液会被稀释，有利于精子们穿透这第一层障碍。稀释的宫颈黏液好像一个特殊通道，迁徙的精子们借助宫颈黏液争先恐后地通过宫颈进入子宫腔。在这个艰辛的过程中，只有非常强健的精子才能不断前行，而那些畸形、病态、没有活力的精子只能面临被淘汰和死亡的命运。当精子群进入子宫时，队伍只剩下不到5%。到了子宫腔，对于女性身体来说，精子这个异类必然要遭受免疫系统的伏击。白细胞会从各个角度袭击精子，精子大军几近全军覆没。在这种情况下，只有几十个强健的精子幸运躲过袭击，进入到输卵管。在这场拼尽全力的奔跑中，以强健灵敏身体胜出的精子们进入了温暖柔软的输卵管，达到输卵管壶腹部期待卵子的到来。在精子保持活力的时间里，恰逢其时，卵巢释放了一颗成熟的卵子。卵子漂浮着进入输卵管。这个时候，温柔的卵子会向精子们发出强烈的化学信号，召唤精子们来到自己身边。经历过长途跋涉的精子到了最后的关键时刻，因为只有一颗精子可以进入到卵子体内。一旦有精子进入体内，卵子外壳就会变坚硬，将其他精子隔绝在外。这个时候受精卵就开始了马不停蹄的分裂发育，同时会随着输卵管纤毛的蠕动进入宫腔。受精卵到达宫腔后，还会继续寻觅合适的位置准备着床，一般会选择在宫腔的中上部一块比较肥沃的内膜安营扎寨。受精卵能分泌一种蛋白分解酶，侵蚀子宫内膜，使受精卵植入其中。至此整个受精着床过程才算真正完成，一个平凡而伟大的生命就此孕育了。

六、重要时间

（1）精子从阴道到达输卵管最快时间仅数分钟，晚的可能有4~6小时，平均是1~1.5小时。

（2）正常卵子存活时间是24~72小时，一般卵子会在48小时内灭活。怀孕需要在排卵24小时内同房。最佳时间应该是12个小时以内，因为卵子排出后12个小时内活力最好。

（3）精子相对比卵子活的时间要长，可以在女性体内存活3天左右，但受精能力大多仅能维持20个小时左右。

（4）一般情况下，同房发生后，男性的精子游到输卵管，等待卵子并形成受精卵，受精卵到达子宫着床，大概需要1周左右。

根据第一部分的几种方法，月经规律的女性可以算出自己的排卵日。排卵日的前后4~5天就是排卵期。如果把时间进一步细化，还可以卡出几个时间：确定排卵试纸强阳后12小时，同房1次，精子等卵子；强阳后24小时，同房1次，重要时刻；36小时，幸运捕捉；48小时再同房1次，保险起见。我们可以根据具体情况进行捕捉。因为日常计算，我们只能给出一个时间段而非时间点，所以医生一般会建议我们排卵期隔天同房，这样会大大增加受孕概率。很多敏感的女性排卵时候感觉到，下腹部有轻微疼痛感，持续较短时间。大概1周左右，着床的时候，激素刺激乳房，乳房会产生刺痛的感觉。还有些孕妇会因为着床而出血。甚至还有些孕妇会立刻发生呕吐恶心、倦怠、嗜睡等身体反应，这些都是明显的着床信号。

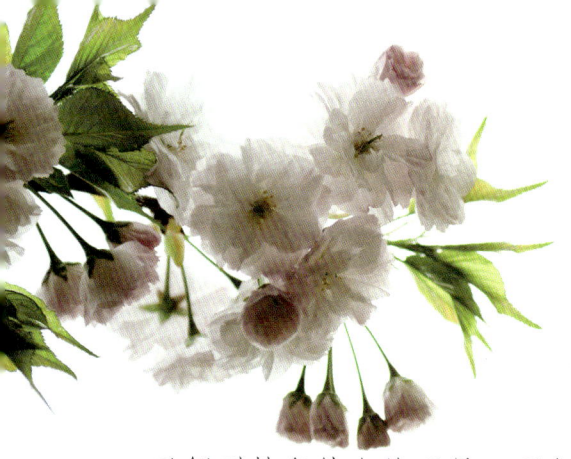

第四章 备孕宜忌

了解到精卵结合的不易,更加体会到健康的重要性。精子和卵子的质量是倚赖于健康人体的,所以我们必须把握孕育健康精卵的注意事项并正视备孕过程中的禁忌,才能孕育出最健康的受精卵。

一、生活规律

早睡早起,生活规律是备孕最基本的要求(图4-1)。熬夜会直接影响肾脏健康和性功能,影响精子的生成,导致精子质量下降;熬夜会引起女性内分泌失调,还会造成人体免疫力下降、体质变差,病毒和细菌容易入侵,一旦怀孕,容易引起胎儿畸形,影响优生优育。

二、禁烟戒酒

长期抽烟喝酒(图4-2)的人,精子活性比较低,精子的畸形率有所增加;女性吸烟会影响卵巢功能和卵泡质量,一旦怀孕,尼古丁会影响胎儿正常发育,甚至致畸。烟酒是需要夫妻双方共同抵制的,备孕应该提前1年戒烟酒,最少也要提前3个月进入相对健康的生活状态。

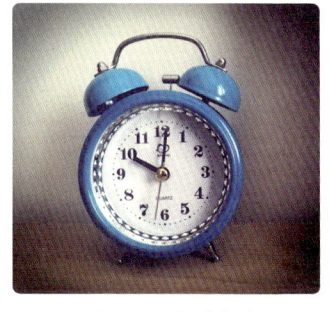

图4-1 拒绝熬夜

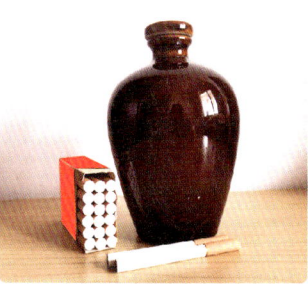

图4-2 禁烟戒酒

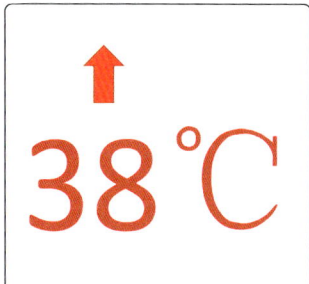

图4-3 禁泡温泉

三、生活细节

精子生存条件对温度要求极为严格，低于体温（睾丸内温度一般低于人体平均温度）才能存活。温度过高的水对精子是致命的，备孕男性切记不可以泡温泉（图4-3）；久坐不动、穿紧身裤，会直接导致私处温度升高，造成生殖器官血液循环不好，也会直接影响精子质量。

四、适当运动

运动可以提升身体素质、保证精卵质量，也可以起到一定储备体能的作用。备孕期间适当运动可以提高心肺功能，有效改善神经系统、增强人体抗病能力、调节人体激素分泌水平，增加受孕和健康孕育概率。备孕的有效运动包括慢跑、快走、瑜伽、游泳（图4-4）等，可以增加肺活量、增强身体机能、提高身体柔韧度和协调性，为受孕、怀孕和生产打下良好基础。

五、情绪良好

不良情绪和思想压力很容易打乱女性内分泌系统，打破原有的激素平衡，阻碍卵子的排出，影响受精卵着床；也会使男性睾丸生精功能发生紊乱。放松心情（图4-5），对备孕来说非常重要。备孕过程中要保持心态平和，顺其自然，杜绝各种生活和心理压力带来的情绪波动。

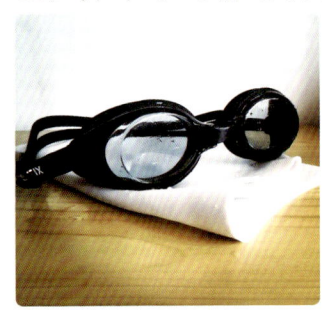

图4-4　游泳——有益备孕

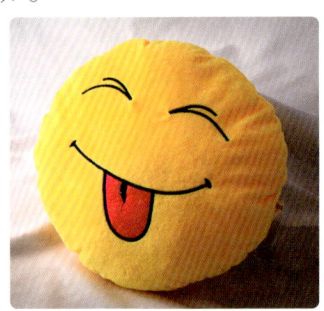

图4-5　心情愉悦

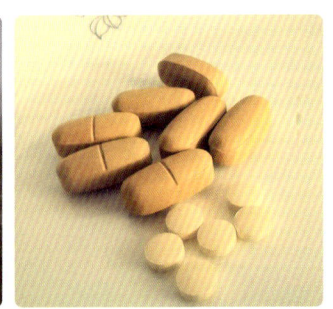

图4-6　补充叶酸

六、注意饮食

要注意营养均衡,远离辛辣刺激和寒凉的食物,禁止节食和暴饮暴食。每次月经会导致女性缺铁,在月经期间要特别注意铁元素的补充。叶酸则是从备孕开始服用,每次0.4~0.8毫克,一直服用到哺乳期结束,最短也要服用到12周结束(图4-6)。对于叶酸代谢检测结果不理想或者有既往脑神经管畸形的女性,建议遵医嘱。

七、提高质量

提高精卵质量,双方应注意饮食营养(图4-7)。男性应多吃富含锌、镁的食物,如生蚝、海参、坚果等,锌元素参与了精子从生成到成熟的整个过程。同时要多吃富含维生素C的水果蔬菜,比如西红柿、橙子,有效延缓自由基对精子的损伤。还要多吃富含优质蛋白和氨基酸的食物,比如蛋类、虾、鳕鱼等,有助于提高精子活力。对于卵子而言,受年龄因素影响比较大。女性最佳受孕年龄在24~30岁。女性35岁之后卵巢水平和卵子质量都会有所降低,备孕可以多吃一些豆制品、维C含量高的水果蔬菜和海藻类产品。

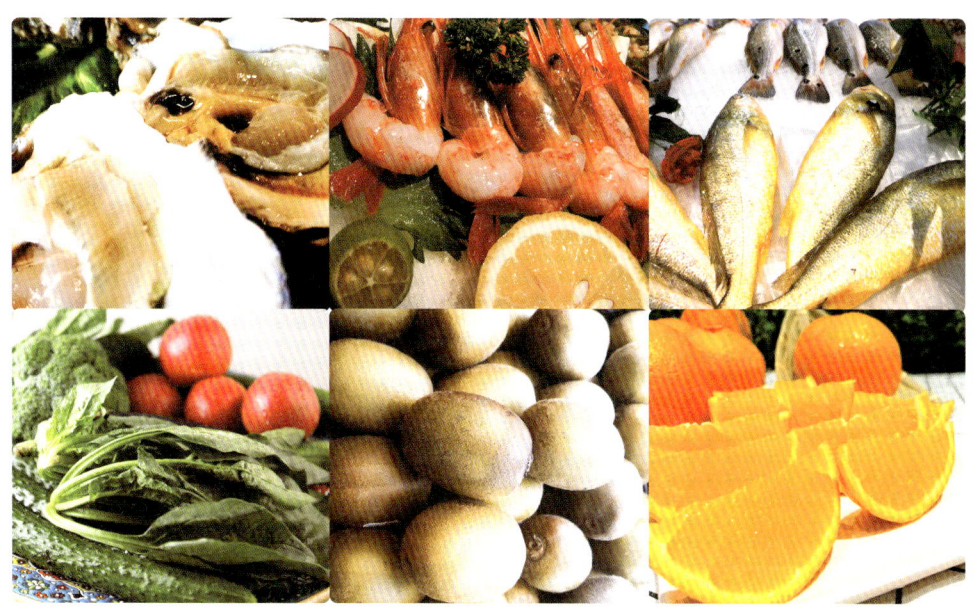

图4-7 丰富食物种类

八、禁忌药物

备孕期间，尤其是怀孕初期，任何药物都要遵医嘱使用的，尤其是激素、抗生素、止吐药、抗癌药、治疗精神病的药物、抗组胺剂、阿司匹林等一些长期服用的药物，都会对生殖细胞产生不良影响。痛经的女性如果经常吃止痛药，也会导致卵子的活性下降。服用了药物标识上一切孕妇禁服的药物都是不能立刻怀孕的。如果在备孕期间服用了禁忌药品，要根据具体情况咨询医生，是否需要等药物完全代谢了之后再进行备孕。如果在用药期间意外怀孕，有些药物成分通过母体传递给胚胎，有可能受精卵没有遭到致命性伤害，通过超强的自我修复继续发育成一个正常的胚胎，也有可能会导致它无法正常分裂、发育，造成流产。这种危险的存在是完全可以规避的，应该引起注意。

小贴士： 在怀孕不知情的情况下，服用了违禁药物，这个孩子还能要吗？

关于这个问题，医生给予了非常客观的回答：受精卵能够正常受精、着床，并且各项数值增长良好，很大程度上说明它是一个健康胚胎，并未受到不良因素的影响或者说它有足够的能力抵御不良因素的侵害。如果真的受到了影响，它首先可能成为不了一枚受精卵，同时也有可能在早期的发育中自然失败，停育或者流产。随着科技的发展，现代保胎理念越来越返璞归真，所谓物竞天择，适者生存，孕早期不过多进行医学干预，遵从自然规律是现代医学的基本思维，其客观性和科学性也是经过长期实践和证实的。在这一点上，医生会根据每个人的情况给出建议，一旦医生不建议轻易流产，当事人一定要客观看待，不能草率放弃。

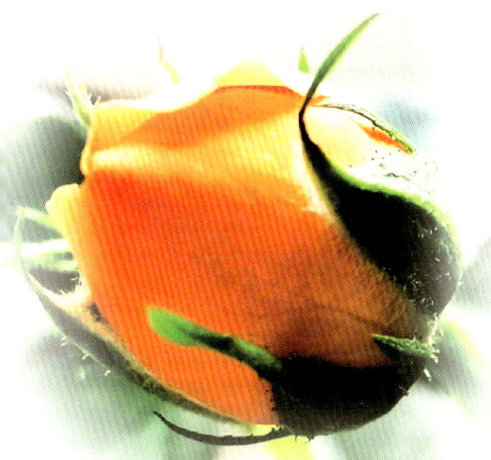

第五章
前3个月

前3个月是胚胎最特殊的时期，直接关乎着胚胎是否能够存活和器官分化这些最关键的问题。第1个月，刚刚成为受精卵的胎宝十分脆弱，如果孕妈子宫环境不好，很有可能造成不能着床或者位置不好。这样不仅受精卵自己性命不保，还会威胁妈妈的生命安全。第2个月进入胚胎分化，如果孕妈的身体健康和情绪状况不佳，就算受精卵着床了，也有可能出现胎停或者流产，如果未能及时发现，也可能造成十分严重的后果。第3个月人体重要器官初具雏形，如果因为先天原因或者受到辐射、药物等不良刺激造成胚胎质量问题，可以通过最早期的NT（颈后透明带扫描）或穿刺等手段尽早发现，从而尽快采取相应措施。下面，我们一起研究一下孕早期的几个重要问题吧。

一、怀孕时间

医学上所说的怀孕周数是从末次月经的第1天起算，而不是排卵日或者同房时间。比如说本月（本月30天，且女方例假正常）2日来月经，本月16日排卵日同房并成功受孕，次月7日确诊怀孕，那么截止到次月7日，怀孕时间应该是35天，也就是刚满5周。很多不了解此项医学常识的人，以同房日计算怀孕和B超时间进行比对，认为怀孕周数不对产生各种质疑，是不科学的。同时也建议备孕期的女性，最好记录自己的月经时间，一旦怀孕，医生可以根据例假时间与正常的发育标准进行比对，来确认胎儿的发育情况（表5-1）。

表5-1 怀孕时间

末次月经第1天	1月2日
排卵日同房	1月16日
怀孕5周	2月7日

二、医院攻略

选择医院，是所有孕妈们都非常头疼的问题。大多数正常的孕育，尤其是早期以B超和抽血为主的检查，大部分正规的非热门三级医院、二级医院，大多数的社区基层医院以及运营多年的成熟民营妇产医院都可以完成。大病去医院，小病去社区，也是我国医改的主要方向。可以待情况稍稳定之后再根据距离、身体状况选择性价比最高、出入最为便捷的医院。一些对设备医资要求比较高的重要排畸检查也可以单独去三甲医院预约，如果所在医院在孕检过程中发现超过自身医疗范围的问题自然会配合患者转院。总而言之，除了备受关注的几家热门医院之外，还可以有很多选择。本来健康的孕育却因为要去热门医院而不惜长途奔波，忍受拥挤、排队，引发烦躁情绪而造成胚胎不稳定，或者孕晚期因为奔波劳累对胎儿和母体造成负面影响，完全属于节外生枝、弄巧成拙。但是如果发生了腹痛、出血严重等突发异常情况，建议立即去资深正规医院就诊，以免贻误病情。

三、首次确诊

抽血查HCG（人绒毛膜促性腺激素）和孕酮值，不需要空腹，可以随去随查。结果2个小时左右就可以出来，HCG报告最快0.5~1个小时就可以出结果。大多数公立医院一般是上午抽血，下午取报告；下午抽血，第2天上午取报告，民营医院会相对快一些。因为孕妈前3个月胚胎不够稳定，要尽可能静养，避免过于奔波劳累，所以去医院要尽可能把握好时间。大多数情况下，5~6周也就是40天左右，B超就可以看见孕囊，如果一切正常，就意味着整个孕育已经迈出了重要一步（图5-1）。停经确诊怀孕之后，6~8周的正常胚胎通过B超基本都可以看到心管搏动了。与此同时，还可以看到卵黄囊，相当于胚胎的小饭包，是为胎儿发育提供营养的地方。有了心跳的胎囊，称得上是一个真正的生命体了。

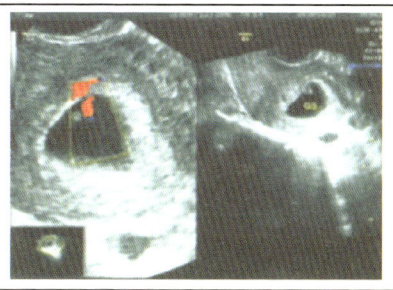

超声所见

子宫厚度：5.6厘米　　　子宫横径：6.5厘米　　　子宫长径：6.3厘米

子宫形态规则，轮廓清楚，宫腔见2.5厘米×1.7厘米孕囊回声，形态规则，胚胎长约0.5厘米×0.3厘米，胎心搏动可见。

双侧附件区未见异常回声。

CDFI(彩色多普勒超声)示：未见异常血流信号。

图5-1 孕6周超声检查报告单

小贴士：频繁做B超是否会伤害胎儿？

医生告诉我们，孕妇做B超是不会对胎儿造成太大影响的，B超只是一种超声波，不会产生电离辐射。可能造成伤害的，除非B超探头在腹部某个部位持续不动，才会产生不良影响，也就是说B超对胚胎照射时间越长造成的不良影响越大。一般认为，非临床诊断需要，孕早期不建议频繁做B超，在整个孕早期，一般会安排2~3次B超，孕妈们做完也没有必要担心宝宝安全。

四、HCG

HCG就是人绒毛膜促性腺激素，这是孕早期一个非常重要的概念。这项检查主要是通过抽血，监测血清中HCG水平，判断胚胎发育的情况（图5-2）。这个激素值有一个主要特点，就是前8周增长很快，8~10周达到最高峰，之后逐渐下降直到孕18~20周达到稳定水平。这项检查在同房后8~10天就可以抽血验孕，比试纸测试尿液的时间要早，是最早可以确诊怀孕的医学手段。大多数健康胚胎都是可以通过翻倍实验的，因为在怀孕最初的8~10周，HCG值迅速升高，每1.5~2.7天监测数值约升高1倍。比如今天查HCG值是500，那么后天的值就应该达到1000左右。如果HCG值每2天增加量小于66%，则宫内发育不良或者宫外孕的可能性大，如果HCG持续明显地下降，那就可能发生流产。但是每个人的基数不同，应该以自身纵向比较为主。多胎、其他非正常妊娠，HCG也会发生浓度明显升高。孕早期，应该积极配合医生观察数值变化。对这项概念的了解，是我们认知宝宝发育的第一堂课。

项目名称	英文缩写	测定值	单位	参考值		
雌二醇	E2	211.8	皮克/毫升	卵泡期：12.4~233 黄体期：22.3~341	排卵期：41.1~398 绝经期：<5.0~138	
孕酮	PROG	28.64	纳克/毫升	卵泡期：0.057~0.893 黄体期：1.83~23.9 孕早期：11.0~44.3 孕晚期：58.7~214	排卵期：0.121~12.0 绝经期： 孕中期：25.4~83.3	
β-人绒毛促性腺激素	β-HCG	265.8	国际单位/升	健康绝经期前非妊娠女性：≤1 健康绝经后女性：≤1 孕4周：9.5~750 孕10周：46509~186977 孕18周：8099~58176		

图5-2　孕4周主要指标检验报告单

五、孕酮

孕酮是孕激素的一种，又叫黄体酮。定量孕酮激素水平是维持妊娠的必要条件。简单来说，孕酮的意义就是让子宫这个房间更加舒适。孕酮可以使子宫肌纤维松弛，降低其兴奋度，给受精卵创造稳定的生长条件。高浓度的孕酮对增大的子宫有着明显镇静作用，孕酮水平不足，会导致先兆流产或流产。如果碰到孕酮低的情况，医生会根据情况指导患者服用地屈孕酮或者注射黄体酮，有助于快速补充孕酮。但是每个地区和医院的标准不同，对保胎的意义和作用认知存在一定偏差，只要超声显示是宫内且胎儿存活，HCG值翻倍良好，孕酮值只是作为一种参考，因为短期补充黄体酮本身是比较安全的，所以也成为了最常见的早期保胎手段之一。HCG和孕酮这2项数值的增长比对，建议使用同一家医院的测试结果（图5-3），因为不同医院的数值单位可能存在不同或偏差。

项目名称	英文缩写	测定值	单 位	参 考 值	
孕酮	PROG	39.97	纳克/毫升	卵泡期：0.057~0.893 黄体期：1.83~23.9 孕早期：11.0~44.3 孕晚期：58.7~214	排卵期：0.121~12.0 绝经期： 孕中期：25.4~83.3

图5-3 孕6周孕酮检验报告单

六、阴道出血

阴道出血的原因很多，有着床出血、先兆流产、宫外孕、各种原因引起的习惯性流产，等等。这些属于纯医学诊治的内容，在这里是不可能表述完全的。但是之所以要了解相关概念，因为一旦发生阴道出血，我们要做到心中有数，冷静应对。不因为自己的惊慌失措而影响胚胎稳定，也不因为自己的疏忽大意而贻误病情。下面我们来说一下最常见的几种阴道出血，尤其是需要紧急处理的"宫外孕"。

1. 先兆流产

先兆流产。最典型的症状是阴道出血，根据程度不同会有粉色、咖色、暗红色等，其中暗红色居多，多伴随阵发性下腹痛或者腰背痛。12周以前叫早期先兆流产，13~28周叫晚期先兆流产。一部分人经过休息或治疗后症状消失，可继续维持妊娠。如果阴道流血持续或者腹痛程度加重，可能会发展为流产。每10个孕妇中，大概就有2位会发生先兆流产，从概率上来讲，发生了先兆流产的患者有一半会最终流产。先兆流产的原因是非常复杂的，染色体异常约占一半以上。母体疾病、内分泌异常、强烈刺激等，均可能造成流产。超过35周岁的高龄妊娠，多次流产妇女等也有可能导致这种情形。经过治疗后，如果症状消失、胚胎存活、指数正常，可继续妊娠；如果症状加重，各项指标不良增长，或者胚胎停育，为了母体健康应遵医嘱采取措施。

2. 习惯性流产

一般情况下，连续3次或者3次以上的自然流产称为习惯性流产。造成这种情况的非人为原因包括遗传因素、黄体功能不全、母体内分泌失调、免疫学、先天性发育异常、染色体异常等因素；人为因素包括人工流产、药物流产，多次人流后造成的子宫颈口损伤，以及子宫内膜受损和生殖系统炎症导致胚胎不能正常着床发育的情况，还有甲醛、苯等化学有害物质接触造成的习惯性流产。面对习惯性流产患者能够把握的要点是：要积极配合医生治疗客观存在的疾病，远离不安全的工作生活环境；要避免意外妊娠人工流产，注意性生活卫生，尤其是经期卫生，对于宫颈内口松弛或者宫颈机能不全的，积极配合医生进行医学干预。这些治疗工作的进行都是需要一定的预见性和恢复期的。

3. 宫外孕

这是怀孕初期一个很重要的问题，也是出了问题最凶险的情况。简单来说，就是受精卵的着床位置不对。其中以输卵管妊娠最为常见。造成这种情况的主要原因是输卵管或者周围炎症刺激引起的。输卵管发炎后，内壁的光滑性会降低，甚至发生堵塞和粘连，在壶腹部形成的受精卵不能顺畅通过，导致只能在输卵管驻扎，形成可怕的宫外孕。腹痛是输卵管妊娠患者的主要症状，常伴有一侧下腹有隐痛甚至撕裂感。宫颈妊娠常常表现为阴道大量出血，破裂后表现为急性剧烈腹痛，反复发作，阴道出血，有的患者1小时左右就会出现休克症状。如果没有得到及时治疗，有可能会危及生命。如果真的发生异常位置妊娠，要确保在第一时间发现，把危及生命的可能性降到最低。怎么做呢？有意识备孕，同房过后10天即可抽血验孕，查看HCG值翻倍和孕酮，如果间断复查血值增长很好，说明正常宫内可能性大，5周后B超可见孕囊在正常位置，才能真正排除宫外孕；无意识怀孕，发现停经，要警惕是否怀孕，如果抽血发现HCG增长很慢，到一定时间宫内却未见孕囊，反而在其他区域发现异常，怀疑宫外孕可能性大。一旦确诊是宫外孕，一定要高度重视，立即入院治疗，因为严重的会危及生命。

七、正式孕检

正式孕检开始，建档立卡。需要建立"孕妇健康手册"档案。这个本子要认真留存，以后是要长期使用的。很多医院都把12周这次孕检作为正式检查的第一步。除了确定孕周、评估妊娠

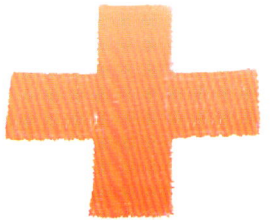

期高危因素、血压、体重指数、胎心率、血常规、尿常规、血型（ABO和Rh）、空腹血糖、肝功能和肾功能、乙肝病毒表面抗体、病毒螺旋体、HIV（艾滋病毒）检查、心电图等常规检查之外，这次检查涉及怀孕后第一次排畸检查。这个时期，需要重点了解NT、唐筛、羊穿这几个概念。

1. NT

这项检查是整个孕期检查中排除胎儿异常的第一步，是孕早期一项传统的重要排畸检查。NT又称为颈后透明带扫描，主要是通过B超测量胎儿颈部皮下无回声透明层最厚的部位（图5-4）。如果NT增厚，要考虑胎儿是否存在染色体异常的风险。NT正常值应该是在3毫米以内，如果NT超过3毫米,则为NT增厚，需要进行进一步排畸检查。一般来说，NT测值大于3毫米为异常，这个数值越高，胎儿出现异常的风险越高。这项数值变化与孕周有着非常密切的关系，孕妈们需要特别关注这项检查的时间段：孕11~13周加6天。之所以会有这样的限制，是因为11周之前的B超扫描从技术上存在一定困难，因为宝宝体型还太小。但是过了14周以后，过多的液体会被宝宝正在发育的淋巴吸收，透明带就看不到了。所以无论胎儿是否存在异常，超过14周，颈部透明带都会消失。所以孕妈们千万不能错过检查时间。

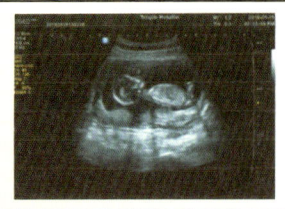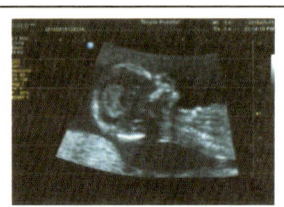

超声所见

头臀径：7.5厘米　　　双顶径：2.4厘米　　　股骨长：1.2厘米
胎盘厚度：1.3厘米　　羊水最大深度：3.2厘米

宫内见一胎儿，胎心搏动可见，胎盘附着于子宫前壁，胎盘内回声均匀，羊水分布均匀，胎儿颈部透明带宽约0.11厘米。鼻骨可见。

图5-4　NT超声检查报告单

2. 无创DNA

同样都是产前诊断，但相比羊穿一类的有创检查而言，这项检查主要是通过抽取孕妇的静脉血获得遗传材料。检查没有痛苦，相对方便快捷。静脉抽血获取的是孕妇血液中的胎儿游离DNA，所发报告是用于诊断胎儿21-染色体、18-染色体、13-染色体（表5-2）。建议大多数孕妇在孕14~18周的时候做无创DNA的产前检测。但是需要强调的一点是，无创DNA目前只包含3对染色体的基因检测，而羊水穿刺能检查人体23对染色体，所以无创DNA产前检查只是一种筛查手段，并非诊断手段。

表5-2 无创DNA化验单

检测项目：	胎儿21号染色体三体型综合征、18号染色体三体型综合征、13号染色体三体型综合征		
检测方法：	高通量DNA测序法		
检测状态：	阴性、阳性对照正常		
检测结果：			
项目	检测值	正常参考值	结果
21号染色体三体型	0.61	-3.0~3.0	未见明显异常
18号染色体三体型	0.78	-3.0~3.0	未见明显异常
13号染色体三体型	0.75	-3.0~3.0	未见明显异常

3. 唐筛

唐氏筛查就是通过抽取孕妇静脉血，检测孕妈血清中甲型胎儿蛋白、绒毛膜促性腺激素和游离雌三醇浓度，并结合孕妇的年龄、体重、当时孕周、预产期等数据，计算出先天性胎儿存在缺陷的危险系数。一般在孕14~20周之间进行。年龄超过35岁，唐筛计算结果基本都是高危，做唐筛的意义不大。所以35岁以上的孕妇一般是不需要做这项检查的。唐筛一般分为早唐和中唐，早唐一般在孕11~13周内进行检查，主要包括血清、超声（NT+胎儿鼻骨），检出率是85%~90%左右。中唐一般是在孕16~21周之间进行检查，主要是通过血清，检出率在60%~70%。一般来说，检查结果低风险是指染色体异常可能性小，但并不代表完全没有；检查结果高风险是指染色体异常可能性大，但并不代表一定会有异常。如果提示高风险，就要通过穿刺进行确诊。

4. 羊水穿刺

无论是绒毛穿刺、羊水穿刺，还是脐带血穿刺，都属于有创检查。既是有创检查，就存在理论上的风险，包括宫内感染、流产等，绒穿的风险性是0.5%~1%，羊穿的风险性是0.5%，脐血穿刺的风险性是2%。这是理论上的数值，医生会根据个体情况和时间建议适合的穿刺种类。脐带血穿刺是抽取胎儿脐带里的血液进行培养化验，携带宝宝全身的遗传基因，但是风险相对高一些。羊水穿刺所抽取的羊水是胎儿在子宫内的健康液体，是应用比较广泛和成熟的穿刺。绒毛穿刺所取是胚胎绒毛，可能导致流产的概率增加。这几项有创检查虽然有理论上风险存在，但是穿刺仍然是诊断染色体异常的金标准，这是孕妈必须要清楚的。羊水穿刺简单来说，就是在超声波的导引下，将一根细长的穿刺针穿过孕妇的肚皮，扎入子宫壁，进入羊水腔，避开胎儿所在的位置，抽取一些羊水出来进行检测。羊穿的最佳时间是孕16~24周。这个时期胎儿比较小，羊水相对充足，不易刺伤到胎儿。抽取20毫升羊水后，将羊水中的胎儿细胞收集起来，进行培养，2周后经过特殊处理得到胎儿染色体并进行核型分析。羊水穿刺可以得到胎儿全部染色体并进行遗传学分析，这样可以知道胎儿染色体数目和结构是否存在异常，准确率高达99%以上。

如果通过HCG翻倍试验，明确胚胎着床位置，并通过了孕早期排畸检查，孕妈们就可以松一口气，安心等待宝宝一天天发育成长吧。

第六章
口腔健康

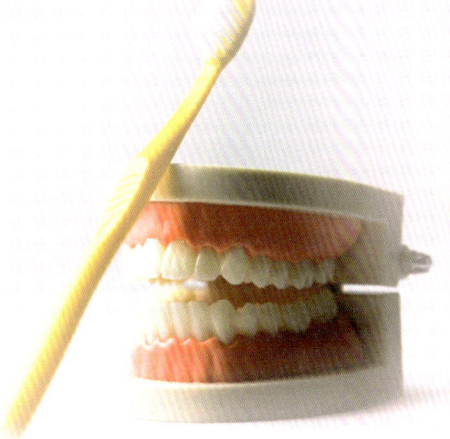

妊娠期的妈妈如果患有口腔疾病,不仅很容易引起并发症,甚至可能会影响到胎儿的正常发育,所以,口腔健康是每一位备孕女性都必须要格外关注的。

对牙齿的关注,口腔医学的繁荣,是国家和社会文明进步的标志之一。在发达国家,几乎所有小朋友都会走上一段伴随着成长痛的矫

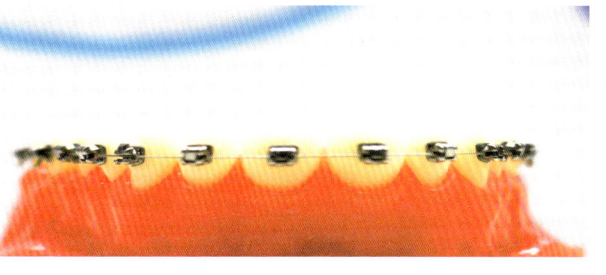

图6-1 传统正畸

治之路(图6-1)。在我们国家,广大民众对于口腔健康也越来越重视,口腔健康、口腔医美已经成为健康时尚潮流。但是,医生会建议我们:过度牙齿美容反而有害,健康永远是我们对口腔进行医学干预的基本原则。

我的牙齿表面上看没有什么太大的问题,但属于深覆合。后来发展到咬合困难、关节弹响、疼痛,形成了严重的颞颌关节紊乱综合征。第1次矫正牙齿大概是在2008年,那时候广泛使用的还是托槽钢丝配合皮筋施力,在矫正过程中你的牙齿咬合可能会更加紊乱,导致疼痛难忍、彻夜难眠。但是,我仍然想鼓励所有人,拥有一口健康、美丽的牙齿是现代人一项重要的健康事业。有矫正需求的应尽可能把矫正往前提,因为孕期和产褥期是不适宜进行牙齿矫治和牙病治疗的。

在我备孕期间，有1颗大牙在吃饭的时候经常有痛感，但因为表面看起来不甚明显，所以不曾引起重视，后来牙隐裂不断从牙冠向根部延伸。不早不晚，偏偏在生产前1天崩到了那颗大牙，顿时一阵钻心的疼痛，顿感不妙。含白酒、淡盐水，脸敷中药消炎，疼痛感也只是稍稍缓解。但是后来痛感越来越严重，直到有一天被疼痛折磨到一夜未眠的我，早上5点给家里拨通了电话："谁都不要劝我了，我要拔牙。"

到了医院，拍片子发现已经裂到牙髓，大夫告诉我，因为现在处于产褥期，谨慎起见，最好打3天消炎针再拔。第2天痛到崩溃，一分钟也不能等，去了另一家口腔医院，大夫重新拍了片子，瞅了一眼，说道："保不住了，拔吧。"比起生孩子的疼痛，打麻药已经不算什么了。拔完牙，认真用了几天消炎药，倒掉了用药期间的母乳。一切貌似消停了。当我身体恢复之后，大夫给我描述种牙的同时告诉我，因为我原来做矫正没有戴好保持器，所以现在深覆合又有点复原，种牙后因为位置不能改变，就不能矫正了。如果我还想回到完美的咬合状态，建议我再做一次矫正，再种牙，如果拖的时间长，未来还可能植骨。听到这个结果我差点晕眩。这就是我没有好好戴保持器、在怀孕前没有处理好牙齿的代价。

医生告诉我，牙齿矫正对于未成年来说，要具体问题具体分析。在3~7岁乳牙期、7~11岁替牙期，因为牵扯到牙齿更迭和幼儿颌面部正常发育，出现问题一定要及时去医院检查，制定科学合理的治疗计划和方案。要具体问题具体分析，比如说是反颌（地包天）问题，就要尽早进行干预，从3岁开始，建议不超过八岁，年龄过大后发育不足的上颌骨不好扩开，就会错失扩大牙弓的最好时机。对于最常见的，占比最高的牙列不齐问题，一般建议在13岁左右进行。整体来说，5~12岁的少年儿童，牙列和咬合的问题会影响面部颌骨的发育，这个时期颌骨可塑性强，此时进行矫正能够确保牙齿移动及牙槽骨改建达到最佳状态，如果医生给出这样的建议，需要家长们积极配合。这些年矫正技术的发展，对人体骨骼改建研究的不断深入，从现代医学的角度上来讲，矫正对于成年人来说是没有年龄限制的。成年人，包括老年人，只要牙周条件许可，都可以进行矫正。但是因为成年人的骨骼发育比较成熟，牙齿在骨骼中的移动可能需要更长时间，男性可能比女性需要时间更久。对于孕妇这个特殊群体，怀孕期间，激素代谢会发生变化，患者口腔容易发生感染，一般来讲，牙齿矫正要尽可能避开妊娠期。但是如果是矫正进行到一半，发现意外怀孕，这个过程中医生会采用不过快移动牙齿，在一定程度上延长矫治期的保守矫正方法。而对于最常见各种原因引起的牙疼，在孕早期3个月和孕晚期3个月是不能做常规处理的。原因显而易见：孕早期，治疗牙病引起疼痛或许需要麻药，可能引起孕妇流产；孕晚期，治疗过程中的疼痛也可能诱发早产。即使是相对安全的孕中期，因不能拍摄X光片，也只能进行短暂的止痛处理，并不能进行详尽的牙体、牙髓治疗。所以，在怀孕计划之前，去正规口腔诊疗机构进行全面的口腔检查，保证怀孕期间不发生龋齿疼痛等疾病，是要特别引起重视的。除了孕前口腔检查治疗外，在特殊时期应该怎么维护口腔健康呢？

一、注重清洁

早晚刷牙，彻底清洁牙齿。电动牙刷（图6-2）和水牙线使用比较普遍，电动牙刷高频振动和压力水柱在同等条件下清洁程度更高。水牙线建议和牙刷配合使用。无论使用任何刷牙工具，每次刷牙要坚持在3分

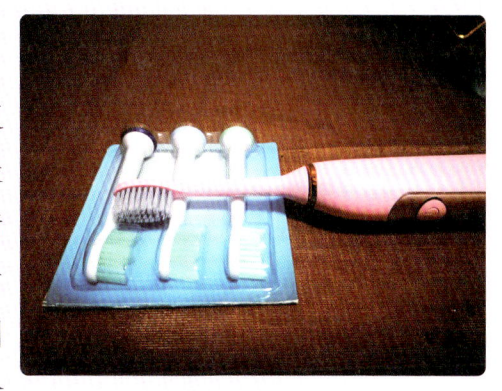

图6-2 电动牙刷

钟以上，饭后要注意漱口，可以用温水或者漱口水，漱口水每次20~50毫升，漱口半分钟吐出，能更好地起到抑菌作用。平时多喝水，也可以达到清洁口腔的作用。多做扣齿的动作，这个动作可以让牙齿更加坚固。

二、刷牙方法

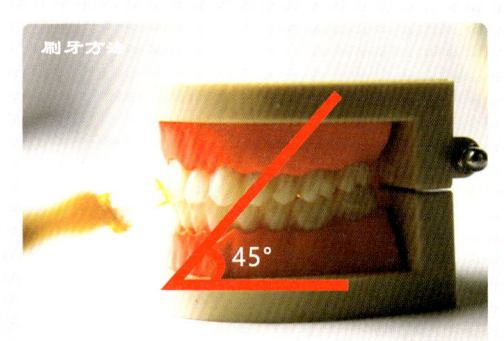

图6-3 刷牙角度

无论我们使用任何牙具，一定要注意刷毛与牙龈呈45°角（图6-3），从牙龈往下轻柔给力，使刷毛在原位做前后方向短距离水平震颤，刷完一组，再换下一组（参考巴氏刷牙法）。横向刷牙（拉锯式的大距离大力横刷）是有危害的：长时间横刷，会严重损害牙体表面的保护层牙釉，牙齿表面刷出横向槽沟，进而形成牙髓炎、牙疼、牙变色等；长期不良的机械性刺激容易造成牙颈部缺损，暴露牙本质，引起牙体过敏和牙齿松动；长时间横刷，对牙龈产生不良的机械摩擦和压迫，会造成牙龈萎缩。

三、注意检查

口腔有问题的孕妇，要定期到口腔科进行检查（图6-4）。如有龋齿、牙龈炎、牙周炎等口腔问题，要发现问题及早治疗，不能一拖再拖，以防问题越来越严重。口腔溃疡在孕期比较常见，一般不建议应用局部的、外用的治疗口腔溃疡的药物，应注意口腔清洁，用淡盐水漱口，避免进食冷热刺激以及辛辣刺激的

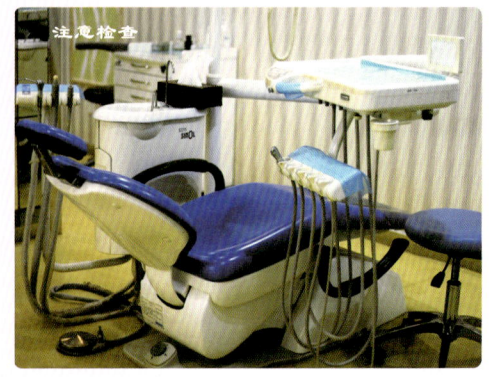

图6-4 定期口腔检查

食物，防止对口腔溃疡面的刺激，延缓愈合。也可以适当补充维生素C避免发生牙龈出血问题，有口腔炎、口角炎的，要及时补充维生素B_2。

四、产后刷牙

月子期间，产妇身体虚弱，哺乳期还需要进补，此时会吃大量高蛋白、高糖的食物，如果不注意口腔清洁，食物残渣残留在牙齿缝隙，会滋生细菌引起牙周炎、龋齿等。产褥期刷牙，要避免使用冷水或者较烫

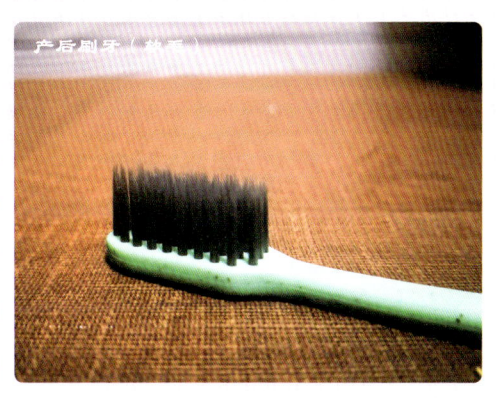

图6-5　产妇专用软毛牙刷

的热水刷牙，应该使用温水，防止发生口腔黏膜或者牙龈损伤。产后几天内，建议用指刷法刷牙净手，用干净纱布缠绕手指，牙膏挤在纱布上，用缠着纱布的手指代替牙刷刷牙，或者使用产妇专用的毛质软刷刷牙（图6-5）。注意动作要轻柔慢刷，用力过猛会引发牙龈出血的问题。

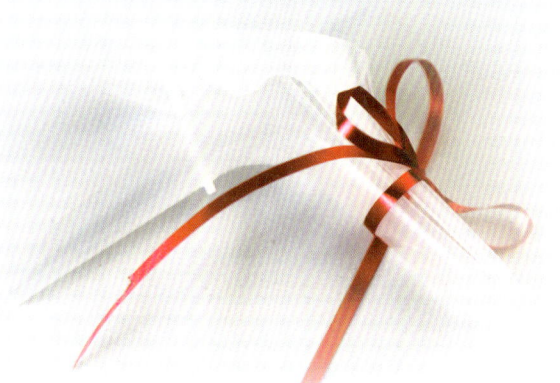

第七章 妇科问题

在这里我想插叙一下妇科问题。首先有一点是我们必须要引起重视的，就是大多数人对有关性知识、常见妇科疾病、良好生活习惯的重视程度不够。在性和生育问题上，女性要承担的责任和付出的代价是巨大的。有女孩的家庭，一定要给予她们足够多的关爱、理解和沟通，正确引导以及心理疏导，避免她们在懵懵懂懂中早恋、过早开始性生活、在不了解的情况下发生不可逆的妇科问题。很多大龄女性，对妇科炎症的危害也缺乏足够认知，等发现问题已为时已晚。子宫、输卵管很容易因为一点创伤就发生不可逆的问题。

一、妇科炎症

我身边有一个朋友，她和男朋友在22岁的时候开始同居，28岁结婚。因为她母亲给她强调过人流的危害，对于这方面小两口倒是做得很好，同居多年直到结婚备孕之前从来没有意外过。恕我直言，像这样的母亲能给孩子说到这一点，算是60后这一代母亲里传授给女儿做女人的经验比较好的例子了。我见过大多数母亲，在女儿例假的时候，偷偷递上一片卫生巾，自己难为情不想多说一句的情景。我的这个朋友虽然没有意外过，但是有了性生活后因为小腹有时候会有点疼痛感，我陪她做过几次检查，每次检查的结果都是盆腔炎。但因为妇科炎症从来都不甚明显，也不太会影响现实生活，所以人们经常会去医院草草医治，也经常无法按医嘱把药用完，或者按时间要求彻底做好自洁禁房事，种种原因导致了炎症反复发作。这位多年盆腔炎史的好朋友，小腹时不时会疼一下，七八年来去看过几次，觉得一点炎症无所谓。后来一再备孕失败后进行妇科检查，做完宫腔镜，一侧输卵管伞端闭锁。看到报告，对她来说就如同晴天霹雳，第一时间给我发过来，问我还记不记得她有点盆腔炎，我说记得。她说大夫告诉她，多年的盆腔炎可能是导致她输卵管伞端闭锁和积水的元凶。所以说妇科炎症"是病不是病，病起来要人命"。当很多女性因为妇科疾病要不上孩子的时候，就知道事情的严重性了。长期的妇科炎症，不仅会在一定程度上导致不孕或宫外孕，造成无法弥补的伤害和危险，许多还可能引发癌变。所以，爱自己，是女性在任何时候都必须要做的。

我们先来说说炎症。每个有过性生活史的女性都会有炎症存在。女性生殖器凹进，男性生殖器外凸。加上生理构造不同，男性尿道比较长，在性生活后，通过冲洗和排尿，可以把细菌都带出体外，但是很多细菌在性交过程当中被带入女性体内，到宫颈，通过宫颈达到子宫内部。炎症的侵蚀可能会导致阴道炎、宫颈炎（宫颈糜烂）、附件炎或者宫腔积液，等等。炎症不仅影响生殖功能，还会直接影响到人的生理和心理健康。我们应该重视哪些生活习惯，有效预防各种妇科疾病呢？

1. 健康的性生活

避免高危性行为，杜绝同一时间段多个性伴侣，或者频繁更换伴侣。这种行为除了感染妇科疾病之外，还会增加HPV感染以及性传播疾病发生率。性生活过于频繁，易将细菌带入阴道，生殖系统没有充分恢复的时间，阴道内正常菌群平衡被破坏，造成致病菌快速生长和繁殖，细菌上行引起各种生殖系统炎症。如果性交时间过久，性器官长期处于充血过程中，会引起女性盆腔慢性出血、腰骶酸痛、小腹胀痛，导致慢性盆腔炎。不能适度进行性生活，也会引起子宫内血液循环不畅，为子宫肌瘤和囊肿埋下病因。

2. 性生活卫生

性生活之前之后一定要彻底清洁。尤其是男性，有包皮过长或者包皮垢的一定要清洗干净，否则很容易在性生活过程中导致女性感染阴道炎和宫颈炎。一般的沐浴液不要用作私处洗液，阴道天然环境是偏酸性的以此抑制细菌滋长，所以要用妇科专用洗液，或者是用烧开的水稍作冷却进行冲洗清洁。同时建议男性也用相对温和的私处洗液。对于女性，医生不建议使用阴道灌洗器（图7-1）。经常使用阴道灌洗器，会破坏阴道本来的菌群平衡，打破其原有的自洁功能。温开水或者1:5000高锰酸钾溶液（图7-2）清洗外阴，保持会阴部清洁和干燥。

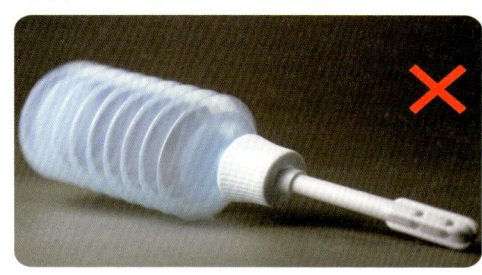 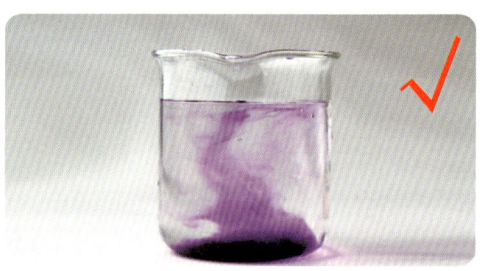

图7-1　阴道灌洗器　　　　　　图7-2　高锰酸钾溶液

3. 良好的日常习惯

男女双方都要每天更换内裤，内裤一天不换，就会产生10万多细菌，包括大肠杆菌、厌氧菌和霉菌，还有数百万病毒，以及虫卵寄生虫等。每天换洗内裤是必须要养成的生活习惯。用肥皂手洗，也可以清洁污渍后高温煮洗，但是脱水未干的内裤一定要经过暴晒杀菌，切不可阴干。要充分发挥安全套的作用，只要不发生破裂、脱落等情况，安全套避孕几乎是百分之百，可以避免不必要的人流伤害。另外就是安全套可以在很大程度上预防淋病、梅毒等许多传染性疾病的发生，是名副其实的"安全套"。

4. 妇科检查和治疗

定期去妇科医院检查是很多女性朋友的日常选择。妇科检查主要包括生殖系统和乳腺2个部分。妇科炎症的治疗一般分为药物治疗、手术治疗、物理治疗，医生会根据检查结果和病原体分析，以及对药物过敏情况进行针对性治疗。但是患者一定要严格遵医嘱禁房事或者用够消炎药的治疗量和维持量，给身体足够的恢复期。正常的妇科检查（图7-3）可以每年进行1次，其中有些检查比如宫颈细胞学筛查或HPV病毒检查，如果结果是阴性，可以2年或3年检查

1次。但是如果出现月经不规律、异常出血、腹痛等情况，一定要及时去医院检查。对于一些子宫肌瘤、卵巢囊肿等还需要根据医生要求不断复查，严密观察其情况发展，切不可掉以轻心。最常见的阴道炎有滴虫性、细菌性、霉菌性，这些都需要化验白带，明确病原体后治疗效果是比较好的。盆腔炎有急性和慢性2种，治疗周期相对比较长，可以中西医结合治疗。具体的诊断和治疗，根据个体不同需要严格遵医嘱诊断和治疗，尤其是要坚持用药、坚持好注意事项、做好复查。

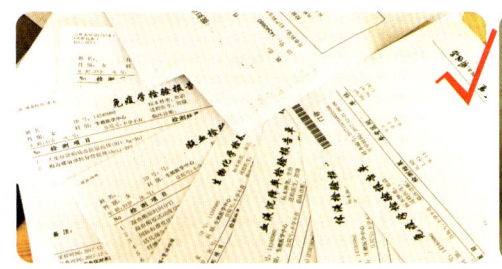

图7-3　定期妇科检查

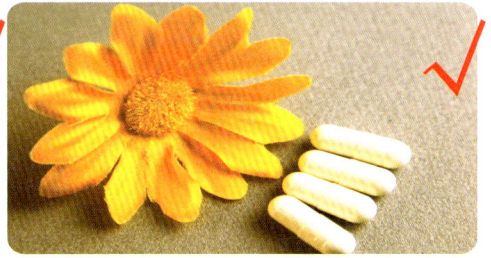

图7-4　妇科专用乳酸菌药品

5. 乳酸菌对妇科炎症的重要意义

首先，阴道的自洁环境就来自于它的弱酸性环境。弱酸环境产生的原理是：雌激素使阴道上皮增生变厚并富含糖原，糖原在阴道乳酸杆菌的作用下分解为乳酸，维持阴道正常的酸性环境，抑制其他病原体生长。但是频繁性交，以及细菌交叉感染、阴道灌洗都会破坏阴道本来健康正常的酸性环境，导致细菌滋生炎症发作。抗生素对妇科炎症的治疗效果虽然明显，但是也会同时抑制阴道主导菌群的增长，打乱阴道菌群平衡，引起人体的耐药性，有一定负面作用。这个时候乳酸菌的优势就凸显出来了：乳酸杆菌的数量在阴道微生物的95%以上，可以不断分解阴道上皮中的糖，产生乳酸，维持阴道酸性环境，黏附于阴道上皮细胞，维持上皮组织抵抗力，阻止病原微生物入侵，有效抑制阴道致病菌（图7-4）。这个属于生态疗法，是恢复阴道菌群平衡，安全、有效、复发率低的治疗阴道炎的方法。胶囊外壳多采用骨胶原蛋白，其自然溶解后可以增强阴道壁的弹性和免疫力。这一类产品都属于药品，需要在正规医院或药房开药并在医生的指导下使用，对于改善阴道环境、抗菌消炎、提高产后性生活质量有一定效果。

6. 关注乳腺健康

当前乳腺癌的发病率达到11%左右，我国乳腺癌发病率为16%，而且增长率引领全球。乳腺疾病分为良性和恶性2种，常见的乳腺良性疾病有乳腺增生、乳腺炎、乳腺纤维腺瘤、乳腺囊肿等。其中，乳腺增生的发病率集中在30~50岁的女性群体中，它与乳腺上皮和纤维组织增生、内分泌失调以及精神因素等有关。除了专业诊治之外，情绪是乳腺疾病的重要因素，传统中医可以通过疏肝理气、软坚散结的中药来治疗，在乳腺疾病的治疗问题上，中医的作用也是无可取代的。无论是中医还是西医，几乎所有医生都会把不良情绪和心理压力作为引起乳腺疾病的重要原因，这是我们能够通过自身情绪调整进行一定干预的。具体到这本书的内容，哺乳也可以在一定程度上有效降低女性乳腺疾病的发生率。

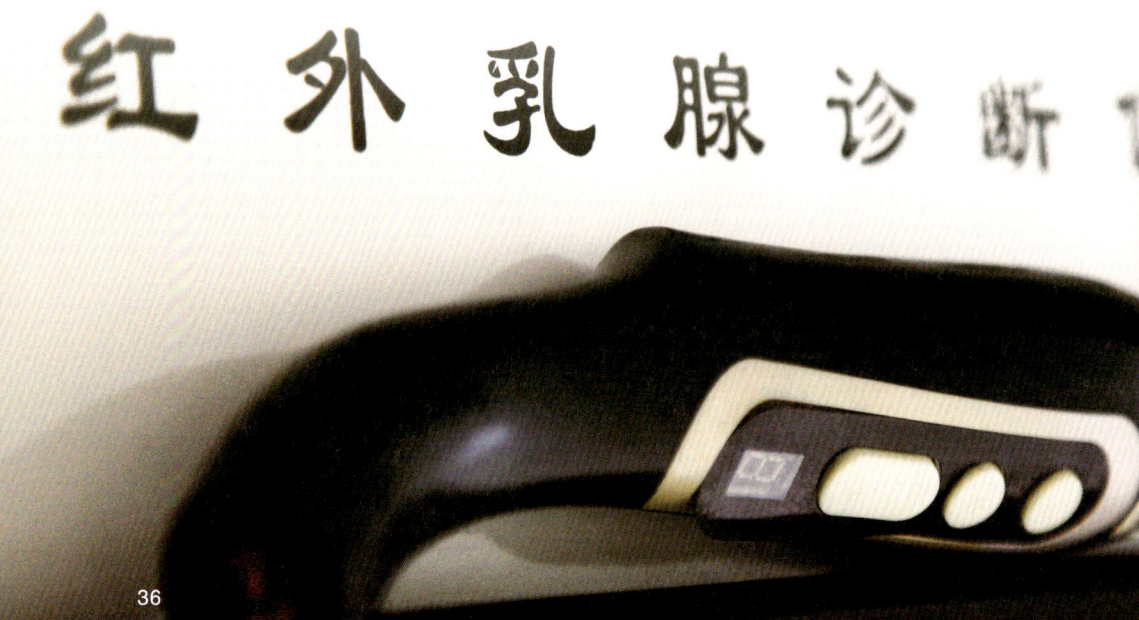

二、不孕不育

这个世界上，有多少不孕不育患者为了要一个孩子正在经历着血泪交织的痛苦折磨，又有多少人把人工流产和孕育生命当作儿戏，让子宫一次次被凌迟，让已经有了胎心的生命面临这世间最惨无人道的结局。与不孕不育的痛苦相较，一个宝贵生命的降临是何等珍贵，何等来之不易。

有一天，我在医院产检，碰到了一个急诊病人刚好插队到我前面，我腾开了位置。她非常年轻，看着只有20岁出头，但是面色惨白、表情痛苦，十分虚弱，被母亲和护士一起搀扶着上了B超台。过了一会我们都检查完了，她坐上轮椅，被护士推回病房，她母亲恰好和我坐在一起等结果，期间我们聊了起来。

"姑娘，你这是满3个月了？"

"是啊，阿姨。刚那个是您女儿吧，她没事吧？"

"她又见红了，流了很多。"

"啊？她几个月了？"

"不是，孩子没了。她刚做完流产手术不久，术后流血。"

"啊？……阿姨别担心，你女儿那么年轻，恢复好了很快就可以再要。"

阿姨摇了摇头，很绝望地说："再要？很难了。"

"我听大夫说过，流产后如果检查一切正常，最快3个月就可以再要。"

"她是剖宫产。"

我有点吃惊："阿姨，她是几个月就要剖宫产？"

"4个多月。"

"4个月为什么要剖宫产？"

"前置胎盘。"

说到这，我已经有点儿接不住话了。轻声地从嗓子眼挤出几个字："为什么会发生这种事？"

"她这次做的还是试管婴儿。"

我惊呆了："阿姨，她这么年轻，为什么要做试管婴儿？"

"双侧输卵管堵塞，没办法……刚结婚那会儿，还做掉过2个孩子，现在后悔也没办法了……"

当时的我已经无法用语言表达我的震撼。一个27岁的姑娘，双侧输卵管堵塞，求治无门去做试管，经历了一番折磨，好不容易怀孕，但是胚胎停育、大出血、剖宫人流……经历了这么多折磨，也换不来一次孕育受精卵的机会，血泪之后，留给这个年轻生命的，竟是这般让人绝望的输卵管和带着瘢痕的子宫。

说到这里，我们不由得伤怀和感叹：生命的诞生和孕育真的是上苍赐予我们每个人此生最为宝贵的礼物，我们必须严肃对待、虔诚准备、用生命去守护它。有一些人的障碍是先天性的，需要当事人勇敢面对，配合医疗努力痊愈；而那些完全是由自己无知和不负责任造成的不可挽回和悔不当初，本不应发生。任何漠视、践踏人类生命的行为都触碰到了道德和法律的底线。作为成年人，甚至是在成长道路上走偏的未成年人，尊重生命、拒绝人流，自尊、自重、自爱，尊重生命、关爱生命，是每个人最基本的道德准则和人生信条。所有男性、女性，让我们一起，永远对所有非医学需要的人工流产说"不"。

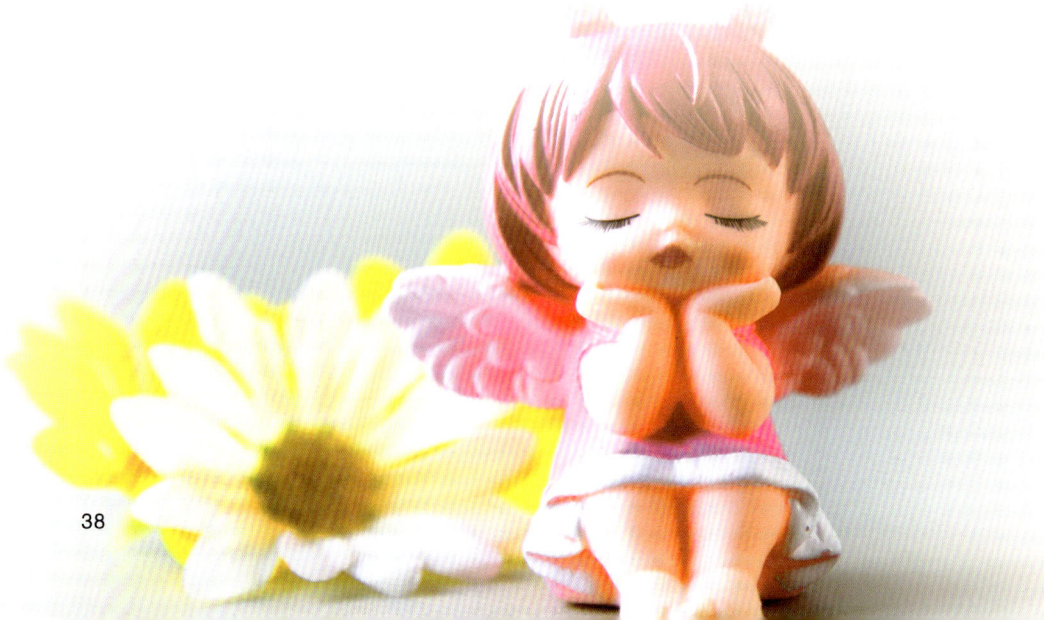

三、人流危害

1. 慢性病

宫腔与阴道是相通的，人流（图7-5）可能造成阴道内细菌上行，引起盆腔炎或者子宫内膜炎，还可能会造成宫颈机能下降、宫外孕、前置胎盘、月经不调等。人工流产易引发生殖系统感染，引起各类慢性炎症。

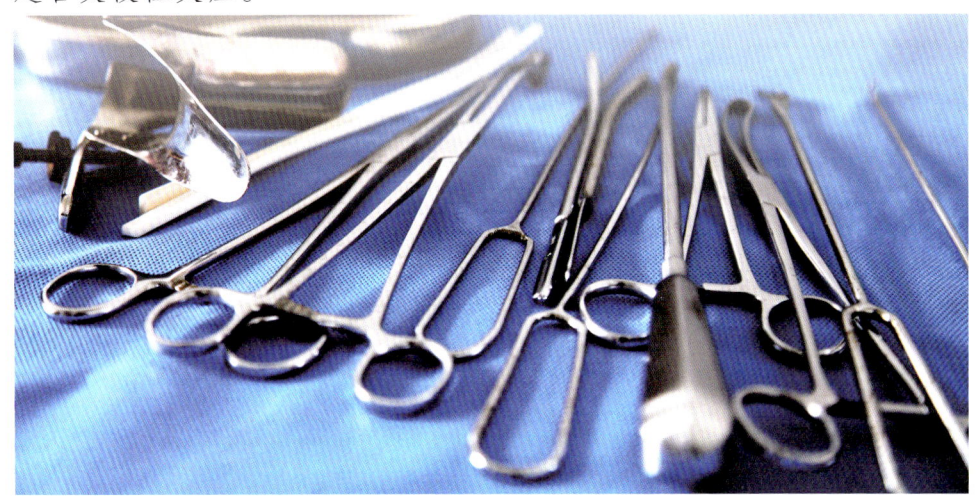

图7-5　常规妇科手术器械准备

2. 流产

人工流产中造成的宫颈损伤，再次妊娠时易发生习惯性流产和早产。还有很多妇女在多次人流后发生习惯性流产。人工流产中子宫内膜和子宫肌层受损，导致再次怀孕后胎盘功能障碍，会威胁到胎儿发育，造成死胎、早产。

3. 不孕

育龄期妇女多次人工流产，会造成子宫内膜反复受损，短期内常见子宫内细菌感染、宫腔残留。人流手术是宫腔内操作，操作过程中可能会损伤内壁，引起宫腔内粘连，有可能导致月经量减少或者闭经。宫腔粘连严重也会造成不孕。

切记人流手术一定要选择正规医院，术后要严格遵照医嘱进行调养和消炎，按要求复查。

四、试管婴儿

试管婴儿，简单来说就是卵子体外受精，让胚胎在体外进行早期发育，然后将胚胎移植到女性子宫内继续发育的医学技术。目前，全球诞生的试管婴儿已经超过800万人，中国每年试管婴儿诞生达到30多万人。很多有着严重输卵管疾病、免疫性不孕症、精液不正常，以及不明原因的不孕不育患者孕育了生命。这项技术还在不断发展进步之中，并将不断在改善女性痛苦、提高成功比例上实现新的突破。在国内掌握试管婴儿技术的医院不多，因为这项技术对医院要求非常高，其过程也十分复杂，要经过降调、取卵、培养、授精、移植等一系列非常专业的医学手段。一旦进入这个过程，就要做好充分的思想准备，调整好心态，全力配合医生。

我是一位重度甲减患者，大夫告诉我，"甲减"患者体内代谢水平的紊乱，会造成受孕困难，而且更容易发生流产。我在坚持用药一段时间后还是不明原因一再备孕失败，终于动了试管的念头。大夫告诉我，一次成功的概率只有35%。而且在这个过程中，女性要背负巨大的生理和心理压力，要做好面对失败甚至受到二次伤害的心理准备。为了做试管，我经历了更为复杂的孕前检查，仅仅这个检查的过程就持续了2个月之久，我的意志力已经被很大程度地削弱。幸运的是，在预备正式进入周期的我，竟然在最后1个月怀孕了。在检查的过程中，认识了很多病友，每个人的情况都不尽相同。但是有一点却是显而易见的，无论是试管还是自然备孕，良好稳定的心态都是至关重要的。这也是我们作为患者，除了调理身体，唯一能做且意义重大的。

有一个病友，38岁，家庭婚姻各方面都很完美，夫妻2人多年丁克，过着舒心的2人世界。当36岁开始想要孩子时，却怎么也要不上了。去医院检查，发现宫腔粘连。几年前她曾经怀孕做过人流手术，但没有严加护理，手术后一直月经量少，也不曾引起重视，如今这个局面，让她悔不当初。后来做了宫腔分离手术，再调理身体，再复查，时间一天天过去，快2年了，一直没有消息。在每个月同房10天后测孕，一次又一次从失望到绝望。直到她内心对自然孕育彻底放弃，开始走上试管之路。没想到，在这种情况下竟然自然怀孕了。大夫告诉她，过度紧张，很容易影响正常激素水平，导致本来正常的排卵发生变化，而当她彻底放弃和放松之后，反而怀孕了。

在一次旅行途中，我认识了一名导游，她见多识广，我们相谈甚欢。她告诉我，她的双胞胎是试管婴儿。她年龄也偏大，当时已经41岁。备孕检查过程中被诊断为多囊卵巢综合征，加之大龄孕育等多层原因，后来选择了试管。医生告诉她，移植手术后，生活习惯照旧，只要不食用违禁药物和禁忌食物，不从事强体力劳动即可。因为正常的胚胎是可以经得起考验的。可能是因为她的职业性质，她告诉我她的心态一直非常好。怀孕期间，和正常产妇没有任何异样，心情平静、适度活动，孕检一直正常。现在，2个母亲在家里帮忙照看孩子，她已经开始工作，42岁的她，浑身充满了动力和正能量。

能够走上试管之路的妈妈，都是勇敢坚强的女性。试管失败的原因很复杂，很多确实是客观的病理性因素，需要进行专业的医学干预。但是所有医生都会告诉我们，良好稳定的心态是成功试管的基础，更是孕育健康生命必需的心理准备。这样的配合，是每个医生渴望看到的。

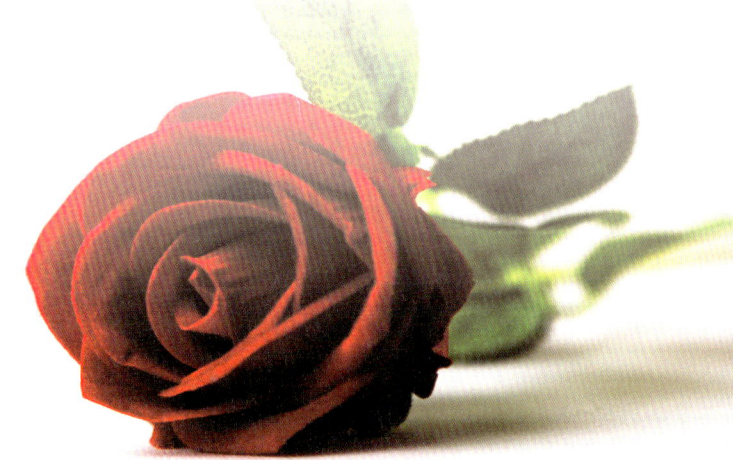

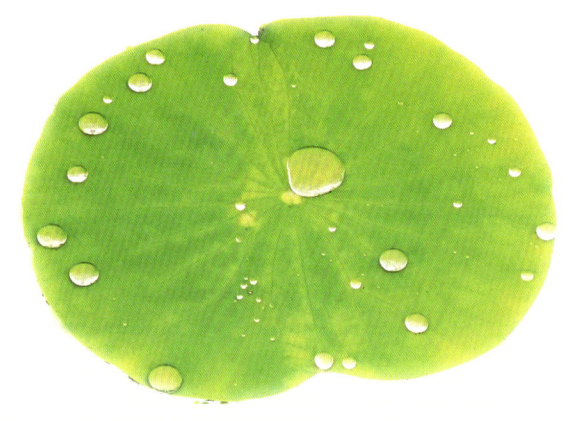

第八章
孕期困扰

一、妊娠反应

早孕属于生理反应，但是也可以进行一定的心理干预。之所以把这个问题提出来谈，是因为见过一些朋友呕吐到怀疑人生的地步，甚至成为很多人孕期最痛苦的事情。早孕反应一般从妊娠早期停经6周左右开始出现，这是因为HCG体内的绒毛膜促性腺激素增多，导致孕妇有恶心呕吐、食欲不振、头晕乏力等一系列反应，妊娠反应之所以在12周后会自然消失，是因为HCG值在3个月后有个断崖式下跌（图8-1）。

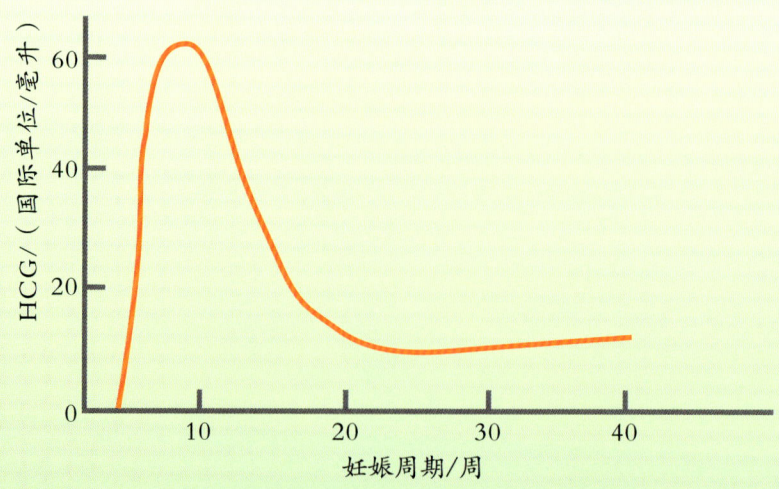

图8-1　孕早期HCG变化图

妊娠反应千奇百怪，有的是闻不得香皂味；有的是见不得荤腥；有的是看见某种颜色就会呕吐不止；有的孕妈听见门口喇叭响都会吐一上午，严重的还有人吐胆汁吐血……还有一些孕妇会一直吐到生（妊娠剧吐）。通俗理解这个问题，妊娠反应其实类似一种非常典型的自我保护机制。怀孕会让你的嗅觉、听觉、味觉都变得异常灵敏，让你对所接触的环境、吃下的食物产生各种找不出原因的挑剔。这是为了给孕初期宝宝最安全的生长环境所产生的对外界的反应机制，类似于一种为了保护辖区而草木皆兵的战时状态。我问过我母亲关于怀孕的细节，我和她的早期反应几乎一模一样，基本属于正常范围。但是嗅觉会变得十分灵敏，比如之前我对烟味并不抵触，但是怀孕后，哪怕10米开外闻到烟味都会十分难过。一个朋友给我描述她孕反，不吃不喝好几周，后来被闺蜜训斥一通之后第2天竟然意外好了。对大多数孕妈而言，这个问题是可以进行一定心理干预的。我们可以通过分散注意力、散步、和亲友交流聊天、听音乐、少食多餐等方法缓解。有一段时间不停反胃，酸梅粉成了我的最爱。但是被医生提醒酸性食物存在致畸可能性。后来更多地采用分散注意力和少食多餐的方法缓解孕吐，试着从心理上漠视它、战胜它。在初期无论遇到多么匪夷所思的痛苦妊娠反应，大家都要掐着表看看日历，坚定信心并耐心等待下个阶段的到来。

怀孕之后还有一个惊喜的发现，就是你的胃口会迎来人生当中的巅峰时刻。尤其是当3个月妊娠反应差不多结束，宝宝开始迅速发育长大，对营养的需求快速增加时，母体同步对美食的欲望也会达到一个空前的高值。不得不佩服哺乳动物在繁衍过程中胎儿发育和母体反应的同步神奇性。你会因为想念一碗酸辣粉晚上辗转难眠；会因为垂涎某家灌汤包在早上5点爬起床；会因为想吃一个卤猪蹄，半夜折腾家人起来去给你买；会突然想吃一个晶莹的荷包蛋，但到了嘴边又下不去筷子；会因为吃到中意的黄焖鸡，在桌边自我陶醉。笔者从来不是一个吃货，但在这个时期，整日都沉浸在各种发光发亮的美食和冒着蒸汽的汤煲里。但是对孕妇来说，膳食均衡（图8-2）、营养搭配、少油少盐是饮食基本原则。中间这几个月确实是身体负担相对没有那么大的时期，各种采买工作就可以进行起来。尽可能让孕妇在产前2个月，将一切都准备妥当。

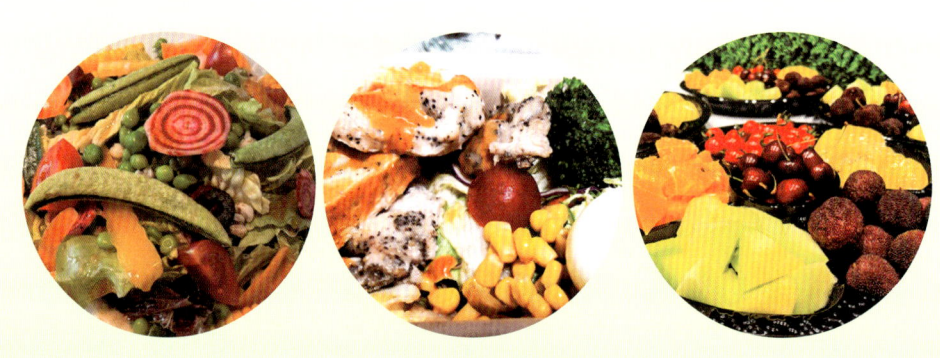

图8-2　　膳食均衡

二、能赶走的妊娠纹

大概一多半的孕妈都逃避不了妊娠纹的困扰。妊娠纹对女性的美感和自信都十分不利，但是通过足够的思想预期并加以预防，可以在很大程度上改善甚至避免妊娠纹的发生。随着肚皮一天天变大，皮肤随着皮下组织的发展而被过度牵拉，弹性纤维断裂，真皮层的结缔组织、胶原纤维和弹性纤维被破坏。可以说妊娠纹一旦产生，就是不可逆的，只能在一定程度上改善。所以要更加重视妊娠纹的预防工作，从孕3个月胚胎稳定之后，就可以进行精油和乳液保养按摩了。控制体重在科学的范围内不仅是预防妊娠纹的需要，也是助力顺产、保障胎儿和母体健康的需要。医生建议我们，孕期每个月体重增加不宜超过2千克，还要在均衡饮食的基础上，保持一定的活动量，尽量保持孕期体重增加合计控制在11~14千克。

妊娠纹与遗传也有一定关系，而且严重程度成正比。如果孕妈的母亲长有妊娠纹，那么就要特别引起重视，需要早早着手预防。我有一个闺蜜，她母亲生了3个孩子，肚皮光溜溜一点西瓜纹都没有，她完美遗传了母亲的皮肤基因，肚子一直到分娩前2周都没有任何印记。她怀孕期间觉得自己完全不会长，胡吃海喝、不控制体重，后2个月的时候体重猛增，在最后10天的时候，下腹部两三天的时间长出了多条妊娠纹，导致她突然情绪崩溃。如果她在良好遗传的基础上，稍加控制饮食并坚持用油，是能够在很大程度上避免妊娠纹发生的。但是因为她只产生了少量妊娠纹，生产1年后纹路本身有所淡化，目前于美观已经基本无碍。我的母亲生过2个孩子，妊娠纹非常严重，于是我早早开始用精油和乳液搭配按摩腹部。生产完后，下腹部留有少量妊娠纹，但是比我母亲的纹路已经好了很多，不甚明显。当前的医美有激光、微针等多种手段修复妊娠纹，客观地讲，虽不能彻底消除，但是有相当程度的改善。如果孕期坚持用油，不断增加肌肤的弹力和韧性，即使不可规避地长出一些妊娠纹，也可以在产后通过一些医美手段达到社交距离看不出的程度，可以最大限度地维护美观和自信。

目前市场上防止妊娠纹的产品主要是精油和乳液搭配使用（图8-3）。精油渗透力比较强，可以很大限度地增加肌底营养和韧性，乳液的主要作用是保湿和锁住营养，有助于精油的吸收。大部分用于妊娠纹的精油都是橄榄油，多使用小分子科技，更有利于渗透，且不会堵塞毛孔。建议孕期3个月稳定之后就开始使用，按照每天2次的频率，让宝爸配合按摩。除了腹部以外，还要特别关注腋下、腹股沟、臀部、大腿根部、乳房等位置，这些易产生脂肪堆积而造成妊娠纹的部位都是要重点关注的（图8-4）。只要坚持使用，达到的效果可以这样来描述：不长纹的皮肤更加健康，有利于产后恢复；有长纹潜在风险的，几乎可以不长；有严重长纹，或者用了之后还会长的，会有相当程度改善。

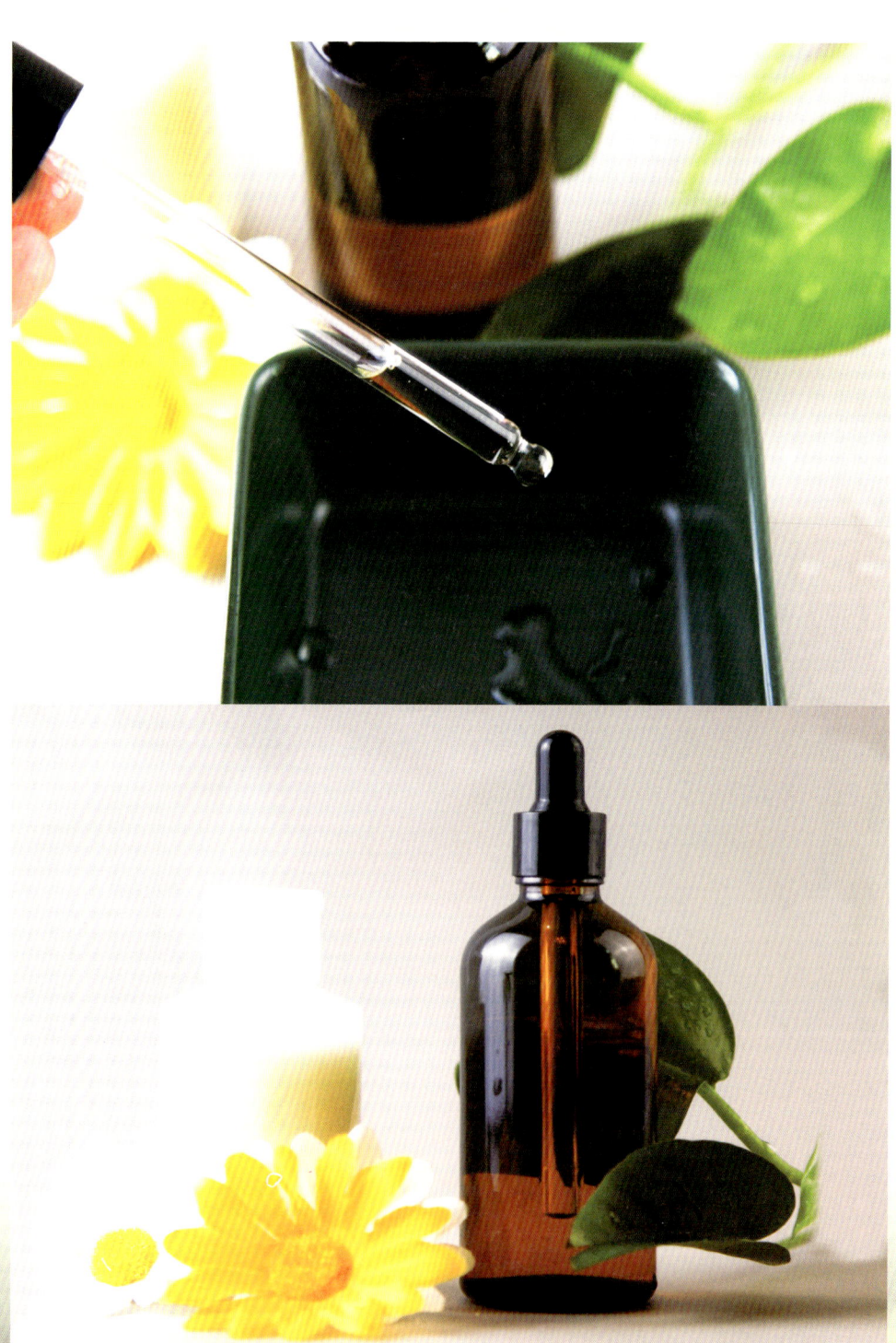

图8-3 预防妊娠纹孕妇专用精油及乳液

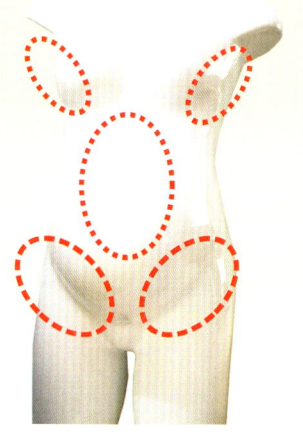
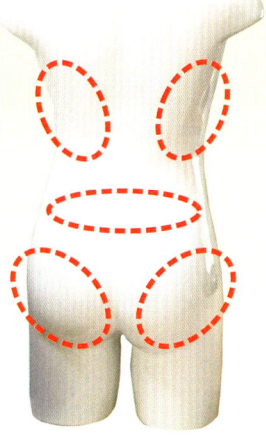

图8-4　预防妊娠纹重点区域

　　涂抹妊娠油是准爸妈每天睡前最能够增进夫妻感情的部分。因为到了孕中后期，宝妈的身体负担已经很重，别说涂抹妊娠油，肚子以下都很难够到。这个时候就需要宝爸竭力承担起按摩师的任务，温柔地、深情地，向怀里这对大小情人表达最浓烈的爱。夫妻之间感情的增进，真正靠的从来都是2个人心灵和身体充分的交流和沟通，只要2个人能达到亲密无间、亲昵无间的状态，那么生活中的任何困难和矛盾都可以被化解和原谅。女性孕期，是女性一生当中最为特殊的一段时期，此时来自爱人的一个抚触、一个拥抱、一个疼惜的眼神等，很多举手之劳都可以温暖女性心底最深处，让她从此心甘情愿为你承受生活的一切苦难。因为性别特点，女性作为感性主导的动物，主观判断是引导她情绪和选择的直接因素，尤其在这个特殊时期，行为和语言上的贴近和温暖要比物质产生的正面效应大得多。

三、来自身体的各种不适

1. 水肿是大多数宝妈都逃脱不了的孕期困扰

　　7个月之后，大多数宝妈都会不同程度发生水肿的症状，多集中在下肢，有些严重的孕妈还会出现全身浮肿、四肢甚至手指脚趾浮肿的情况。水肿产生的主要原因，简单来说就是随着孕妈子宫的日渐增大压迫到了静脉回流，血液循环不好导致的。加上怀孕造成的醛固酮增多，体内钠和水分的滞留，加重了水肿的情况。要想缓解水肿，可在身体许可的状态下适度运动，避免久站久坐，加速血液流通和身体循环，并让家人配合一些比较柔和的按摩来促进血液循环，休息时候可以适当垫高脚部；同时多吃一些消肿利尿的食物，比如冬瓜和各类蔬菜水果（图8-5），尽可能避免易产生饱腹感和不易消化的食物。如果肿胀特别严重，需进一步检查血压和肾功能，排除相关疾病。

2. 说起便秘，几乎所有孕妈都深受其苦

日渐增大的腹部、被压迫的五脏六腑、再加上便秘，个中滋味可想而知。因为孕期激素水平的问题和孕期活动不足，肠胃蠕动变慢，加之怀孕腹腔压力增加，还很容易出现痔疮或者原有痔疮问题加重的情形。面对这种情况，从饮食结构上要注意摄入膳食纤维，在避免妊娠糖尿病的情况下科学摄入蔬菜水果，多喝水散步，促进肠胃蠕动。也可以服用一些含有肠道益生菌的酸奶制品（图8-6），补充肠道益生菌，促进肠胃活力，加快消化进程。在分娩前大夫会要求尽可能排空肠道，分娩后产妇也会因为下体疼痛不适而有便秘的情况出现，经过允许偶尔使用开塞露通便，基本上可立竿见影。平时要尽可能养成规律的排便习惯，早晚喝一大杯温开水，有助于缓解特殊时期的便秘。

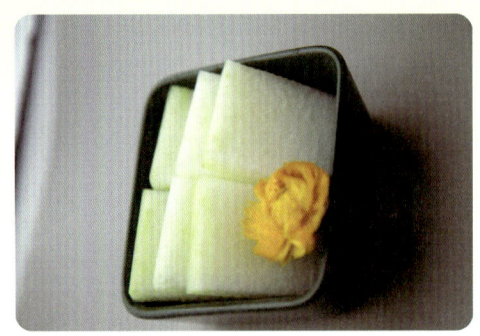

图8-5 冬瓜消肿利尿

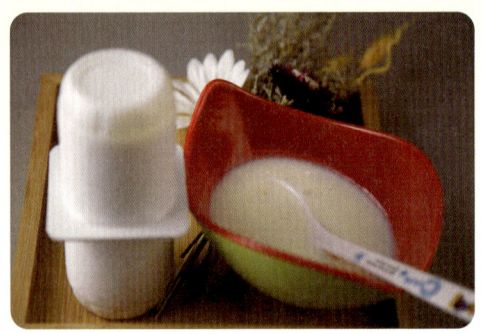

图8-6 酸奶制品

3. 耻骨联合疼痛是孕晚期让许多孕妇非常困扰的

骨盆由左右2个部分组成，中间部分由"耻骨联合"这个固定关节连接在一起。它是被一群非常密集的韧带所固定和维护的。但是怀孕后激素水平发生变化，韧带会逐渐松弛，固定力量不够，导致耻骨联合疼痛的发生。疼痛发生的部分一般是耻骨和腹股沟区域，很多孕妈还会感觉到腰骶部和胯部疼痛。这种疼痛具有一定的蔓延性，经常会感觉到整个腰腹部甚至大腿根部都产生说不清道不明的疼痛感。在这种情况下，孕妈们要阶段性坐下来休息，减轻骨盆和耻骨联合部位的压力，坐的时候后背要放好抱枕起到支撑作用，减轻脊柱的压力。孕晚期一定要避免提重物，避免伤到腰背部，要注意双腿自然下垂低于腹部坐姿。与此同时，孕妈可以适度做一些孕妈操课，有针对性地锻炼盆底肌和腹肌，增加盆底和腰腹的力量，有助于减轻耻骨联合的压力。如果出现非常疼痛的情况，及时就医，医院会根据情况对孕妇使用骨盆支撑带或者理疗等手段，减少活动移位，从而在一定程度上减轻疼痛。

4. 不可避免的皮肤瘙痒

在孕晚期，皮肤瘙痒几乎是每个孕妈都会碰到的。皮肤瘙痒分为2种情况，一种是一般性的皮肤炎症，还有一种就是胆汁淤积症。皮肤炎症是因为孕后受激素水平变化的影响，产生短期的过敏性皮肤炎症，这种皮肤炎症一般对胎儿不会产生不良影响，但是忌用手对全身尤其是肚皮皮肤进行抓挠，也不建议随便用药，应该多使用清水冲洗，可以用一些孕妇专用乳液进行肌肤保湿。胆汁淤积症多发生在中晚期，会出现全身性的皮肤瘙痒，四肢比躯干更加严重，其实就是孕中期黄疸。根源是怀孕后胎盘分泌大量雌激素和孕激素，造成孕妇体内胆汁排泄出现障碍，胆汁淤积所致。这种病症容易造成胎儿宫内窒息、胎盘功能不全、早产等情况。出现这种情况，一定要去医院进行专业诊疗。对于皮炎和胆汁淤积症的区分，医院会采用胆汁酸测试，如果发生皮肤瘙痒，一定要引起重视,避免延误治疗对母体和胎儿都产生不良影响的胆汁淤积症。

5. 孕晚期肚子发硬

这个其实是孕晚期的假性宫缩。基本上到妊娠7个月时，孕妈会明显感觉肚子不由控制地偶发一阵阵发紧发硬的情况，这种情况没有规律性，会有一定的不适感。面对这种情况，孕妈们要注意自己身体状况的平衡稳定性，尽量避免过于劳累、长时间久坐久站，过量运动等等，以免诱发或加重假性宫缩，甚至导致早产的情况发生。要特别注意保护好腹部，尽可能避免人流量大、人口密集嘈杂的区域，防止任何撞击和冲击。一旦发生假性宫缩、肚子变硬，要暂停劳动，减轻腹部压力稍作休息缓解症状。要特别注意一旦出现规律宫缩或者出现阴道非正常分泌物，要及时入院诊治，防止早产的发生。

6. 胃酸烧心让人坐卧不安

产生这种情况最直接的原因就是随着胎儿增大，腹腔内的压力不断升高，食道反流胃酸过多引起烧心的症状。这个症状也与怀孕后活动量少、肠胃蠕动变慢有关。这种情况会随着孕晚期胎儿入盆，位置下降，会有一定改善。在过程中，可以通过少食多餐、饮食上尽可能食用容易消化的种类，适当增加一些活动量来促进肠胃蠕动和排空。而且要尽力避免辛辣、过分酸甜的刺激性食物，还有巧克力、浓茶、咖啡等食物都会使食管下段平滑肌张力降低而加重食管反流。所以，应该尽量保持饮食清淡，也可以食用一些碱性的苏打饼干来缓解胃酸的症状。

小贴士： 吸氧散步有助于缓解孕晚期不适

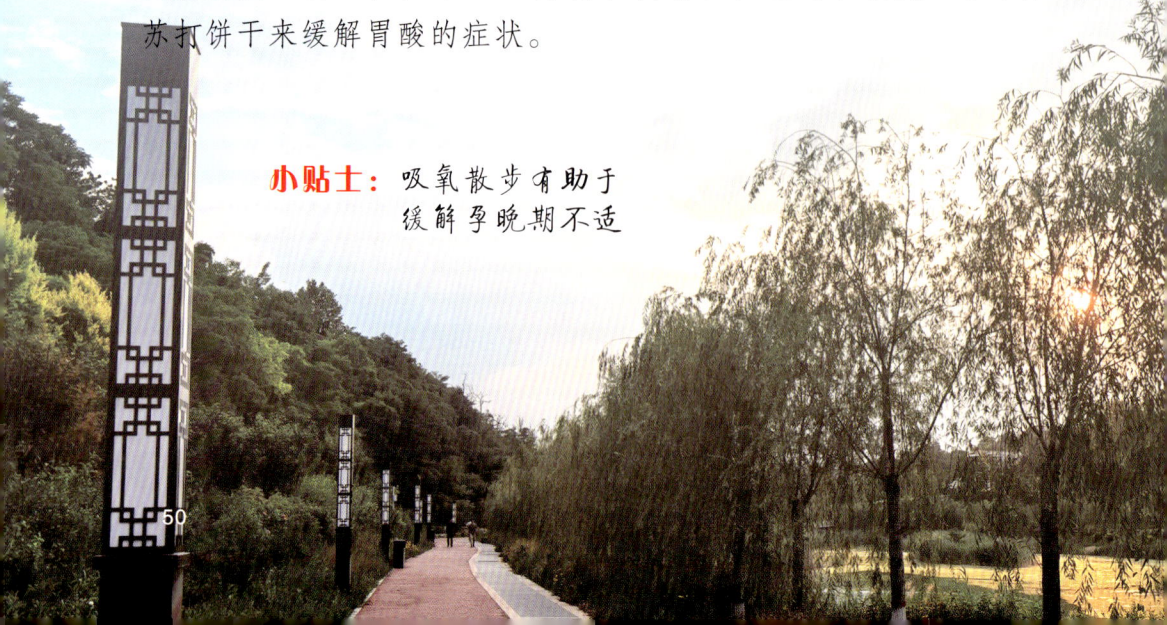

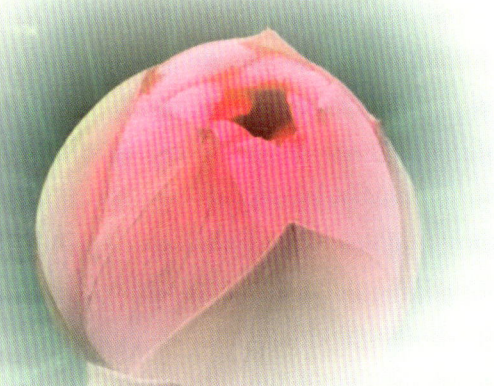

第九章
孕期检查

第六章中介绍了前3个月的产检和注意事项，到了孕中期之后，情况趋于稳定，医生每次检查完都会告知下一次检查的时间和注意事项，但因为存在个体差异，所以每个人的检查都会有所差别，但是共检项目是大同小异的。我们来大概了解一下常规孕检时间和项目（图9-1），做到心中有数吧！

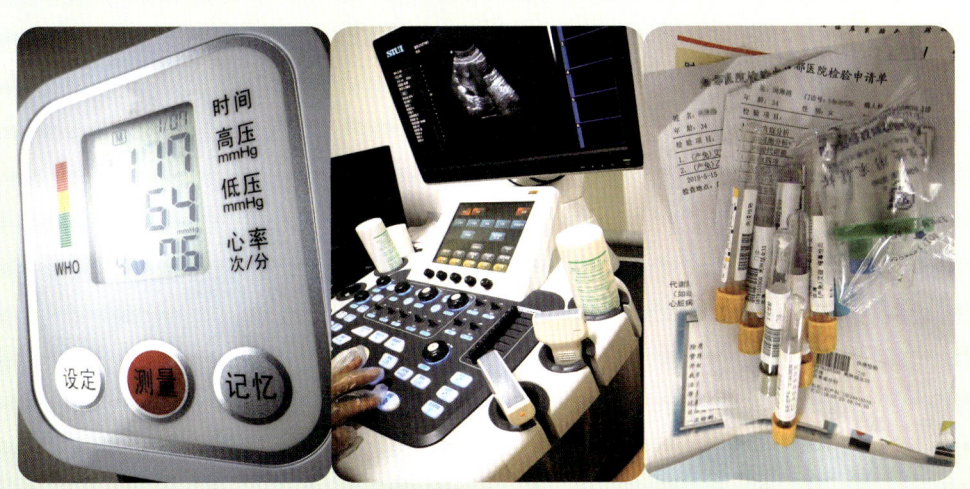

图9-1　常规孕检项目

一、大致时间划分

（1）停经8~12周内第1次确诊怀孕检查。

（2）妊娠18~20周检查1次。

（3）妊娠28周以前每4周检查1次。

（4）妊娠28周以后每2周检查1次。

（5）妊娠36周以后每1周检查1次。

二、每次检查项目（仅供参考）

1. 第2次产检

怀孕第16周。涉及到血常规、尿常规、血压、体重、宫底高度、腹围、胎心率等项目。对于上次检查存在风险的项目，大夫会根据情况让我们进一步做排畸检查。宝妈在16周以上，可抽血做唐筛检查（最佳时间是16~18周），如果有需要进行羊水穿刺，时间是16~20周（图9-2），确认胎儿是否出现染色体异常的情况。

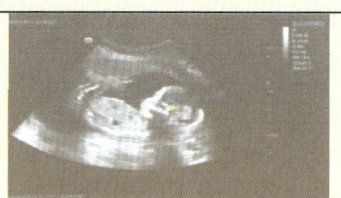

图 9-2　孕 18 周超声检查报告单

2. 第3次产检

怀孕20周。涉及血尿常规、血压、体重、宫底高度、腹围、胎心率、B超畸形筛查（18~24周）等。B超超声波检查，主要是从外观上查看胎儿是否存在问题。大夫会测量胎儿的头围、腹围、大腿骨长度、脊柱是否存在先天性异常。这个时期大部分宝妈会出现第1次胎动，一般情况下，第1胎出现胎动时间为18~20周，第2胎胎动会稍微早一点，在16~18周就能感觉到。

3. 第4次产检

怀孕24周。常规检查有血尿常规、血压、体重、宫底高度、腹围、胎心率、糖耐量筛查等。这次检查中主要项目就是糖耐量筛查，糖耐量筛查十分重要，因为它是一个试验，需要一个时间段，所以需要宝妈们有一定的心理准备。做糖耐量筛查，前1天晚上8点以后少喝水，不进食。

4. 第5次产检

怀孕28周。包括血尿常规、血压、体重、宫底高度、腹围、胎心率、B超检查等。这次检查要特别注意贫血的发生，如果发生贫血一定要在分娩前治愈。从这个时候开始进入孕晚期，产检开始变为2周一次。

5. 第6次产检

怀孕30周。包括血尿常规、血压、体重、宫底高度、腹围、胎心率等。这个时候，宝妈就要开始数胎动了。胎动能够反映胎儿正常情况，如果出现异常一定要及时就医。孕28周以后，医生会陆续为准妈妈检查水肿情况。大部分子痫会在孕28周以后发生，这个通常是以宝妈测量血压所得到的数值为依据。如果出现蛋白尿、全身水肿等情况时，宝妈要特别注意防范子痫的风险。

6. 第7次产检

怀孕32周。包括血尿常规、血压、体重、宫底高度、腹围、胎心率、胎位、胎心监护等。这个时期开始的胎心监护是整个孕晚期的重头戏。做胎心监护需要胎儿不能是睡眠状态，如果胎儿不愿意动，可以轻轻按拍肚子唤醒宝宝。在37周以前，宝妈都要注意预防早产的发生，如果阵痛超过30分钟以上且持续增加，又伴有阴道出血或出水现象时，一定要立即就医。

7. 第8次产检

怀孕34周。包括血尿常规、血压、体重、宫底高度、胎心率、胎位、胎心监护等。在每次做胎心监护之前，宝妈可以尝试多走动，或吃一些甜品，这样有利于宝宝兴奋活动起来，有利于胎心监护的顺利进行。

8. 第9次产检

怀孕36周。包括血尿常规、血压、体重、宫底高度、腹围、胎心率、胎位、血常规、尿常规、产科B超检查等。这次检查要为宝宝出生做一些必要准备，特别是通过一次详细的超声检查来查看胎儿的双顶径大小、胎盘功能分级、羊水量等。医生根据结果评估胎儿的大小、体重及发育情况，包括评估分娩方式等。

9. 第10次产检

怀孕37周。包括血尿常规、血压、体重、宫底高度、腹围、胎心率、胎位、宫颈检查、胎心监护、胎位检查等等。孕晚期的检查，医生要进行胎位检查，确定分娩方式，胎位不正是否能够调整等重要问题。

10. 第11次产检

怀孕38周。包括血尿常规、血压、体重、宫底高度、腹围、胎心率、胎位、宫颈检查、胎心监护等。除了这些常规的检查项目之外，医生会帮准妈妈检查骨盆等综合情况来确定分娩方式。

11. 第12次产检

怀孕39周。包括血尿常规、血压、体重、宫底高度、腹围、胎心率、胎位、宫颈检查、胎心监护等。胎心监护仍然是重点检查项目，配合胎心监护的同时，宝妈们还要养成每天数胎动的情况。也可以借用胎心监护仪配合观察。

12. 第13次产检

怀孕40周。包括血压、体重、宫底高度、腹围、胎心率、胎位、宫颈检查、胎心监护等。预产期前后2周分娩都属于正常范围。从38周开始，胎位开始固定，抬头已经下来，并卡在骨盆腔内，准妈妈要做好随时可能生产的准备了。到了42周以后如果还没有生产的迹象，医生会建议住院催产。

三、主要检查分析

1. 关于B超

第1次重要B超一般在12周以前，可以确定是否在宫内，确定孕周以及检查颈部NT厚度。这个时期通过颈部NT厚度同时结合唐筛，胎儿先天愚型检出率可达到80%以上；如果再配合穿刺，几乎可以达到百分百的确诊率。

第2次重要B超检查时间为20~26周。这个时期B超是排畸检查，一般采用三维、四维彩超进行，能检出绝大多数胎儿畸形，如大脑、面部、四肢、内脏器官、心脏器官等。

第3次重要B超检查时间是30~32周。此时是补充排畸检查，以及查看胎儿的生长发育情况，以及羊水、脐带情况，等等。

孕晚期B超检查时间是37周、39周。这个时间B超检查的主要作用是检查胎盘成熟度，特别是脐带情况，如果发生了脐绕颈，还会采用彩超来做脐动脉血流检查，判断脐带缠绕，会否造成胎儿缺氧等一系列问题。

2. 关于糖耐

也就是葡萄糖耐量检查（图9-3），主要是筛查孕妈的血糖水平。其方法是在8~10小时没有进食的情况下，喝下糖水，然后在固定的时间内抽血3次记录血糖的数值，来确定孕妇是否患有妊娠糖尿病。这项检查的最佳时间是24~28周之间。孕中期准妈和宝宝的状况都比较稳定，适合进行血糖检测。

（1）糖耐试验需要提前预约，到了约定时间后，准妈要前一天晚上就开始空腹（保持空腹8小时），第2天去医院携带一个水杯。

（2）护士先抽空腹血并记录，然后再由孕妈喝下75克葡萄糖水300毫升。一定要在5分钟内喝完。糖水甜度大于一般正常饮食中的甜度，会有不适感，需要稍许忍耐。

（3）喝完糖水后半小时，护士会抽血进行监测记录；喝完糖水后几个时间点，护士会分别抽血。检查完后，可以进食，避免发生长时间空腹导致晕厥的危险。

（4）正常值为空腹血糖3.0~5.1毫摩/升，饮用葡萄糖水1小时后

糖耐量试验	葡萄糖耐量试验	
	时间/分钟	结果 毫摩/升
	0	4.7
	30	9.5
身高：__160__ 厘米	60	11.1
体重：__50__ 千克	120	10.2
	180	5.6

图9-3　糖耐实验报告单

血糖水平会快速升高，但是要小于10.0；餐后2小时，体内的糖要充分代谢，一般要小于8.5。对于孕期这个特殊生理时期来说，只要3项结果中的1项等于或者大于标准值，就可以诊断为妊娠期糖尿病。

如果孕妈血糖高，容易导致胎儿也出现高血糖，影响脂肪代谢，有可能长成"巨大儿"，难产和发育不全的风险都会增加。血糖过高也会导致胎盘早熟，引发早产。如果查出孕妈患有妊娠期糖尿病，不仅自身要注意饮食，医生也会根据情况进行具体的医学干预。

3. 四维彩超

一般是在怀孕24~26周为四维彩超最佳检查时间。这个时期胎儿发育基本成熟，胎儿在子宫内可以自由活动，羊水量适宜，非常适合用来观察胎儿情况。它与普通B超的区别在于可以清晰成像，不仅是外观，还包括内脏（图9-4）。作为一项大排畸检查，可以更加清楚地判断胎儿的生长发育水平。孕妈们也可以在这次检查中留下宝宝的第一张影像。

这项检查的对象是活动或者睡眠中的胎儿，不可能像成年人那样以适当的姿势进行配合，很容易出现重要部位遮挡，或者睡眠不动的情况。经常会有孕妈做到一半被医生叫起来去爬楼梯、散步，或者变更预约时间。我们可以在检查前食用一些带有甜味的食物，如巧克力、甜品等，提前散步和宝宝说话，保持宝宝在清醒活动的状态，有助于顺利完成四维检查。胎儿面部器官、神经系统、消化系统、四肢外观等方面的畸形，通过四维检查都可以发现，但是有些通过观察无法发现的疾病，比如先天性眼病等是四维查看不出来的。

4. 关于胎动

一般情况下，妊娠20周左右孕妇就可以感受到胎动，20周后胎动逐渐增多。胎动是有峰值的，28~32周会达到一个高峰期。孕晚期随着胎儿增大，胎位相对比较固定，胎动会逐渐减少。胎动最重要的意义是初步判断胎儿在宫内的安危，尤其是要特别关注胎动急剧减少或者胎动频繁之后的减少，这是个危险的信号。及时发现、及时就医是

检查部位 系统/四维胎儿超声检查　　　　　　　　　　**检查设备** Voluson E8

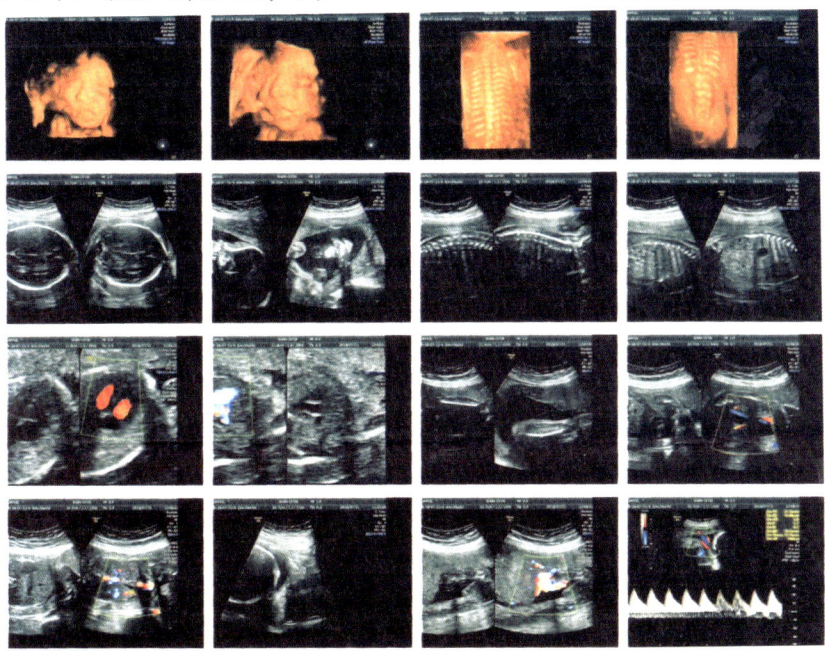

检查部位 系统/四维胎儿超声检查　　　　　　　　　　**申请科室** 门诊

超声所见

双顶径：6.3厘米　　　透明隔腔：0.60厘米　　　头围：22.95厘米
小脑横径：2.65厘米　　　小脑延髓池：0.41厘米
左侧侧脑室后角宽约：0.55厘米　　　右侧侧脑室后角宽约：0.38厘米
腹围：18.88厘米　　　股骨长：4.2厘米　　　肱骨长：4.1厘米
脐动脉S/D：3.54　　　脐动脉PI：1.17　　　脐动脉RI：0.72
心率：160次/分　　　胎盘厚度：2.0厘米　　　羊水最大深度：4.2厘米

　　宫内见一头位胎儿：
　　颅骨光环完整，大脑半球形态无明显异常，脑中线居中，脑室无扩张，两侧丘脑可见，小脑半球形态无明显异常，小脑蚓部可见，颅后窝池无明显增大；上唇皮肤连线未见明显中断；眼、鼻、双耳可见。
　　胎儿颈部见脐带回声呈"W"形压迹，CDFI示其内可见彩色血流信号。胎儿颈部无明确包块及皮肤水肿，脊柱呈双排串珠样强回声，未见明确中断，双侧股骨、肱骨、尺骨、桡骨、胫骨、腓骨均可见。双手呈握拳状，指、趾显示不清楚。
　　胎心搏动规律，心胸比正常，心尖偏左，左、右室流出道可见，心尖四腔心切面可显示，右、左房室大小基本对称，心脏中央"十"字交叉存在。胃泡显示，胆囊显示，膀胱充盈，双肾形态及大小正常，双肾盂无明确分离。脐血管3条，CDFI示其内可见彩色血流信号。
　　胎盘附着于子宫前壁，内部回声分布均匀。
　　羊水分布均匀。

超声提示
1. 中孕，单胎，胎儿存活。
2. 羊水适量。
3. 胎心快。
4. 建议胎儿超声心动图检查。

图9-4　四维胎儿超声检查单

有重要意义的，因为胎动减少到消失要经历一段时间：一般自觉胎动消失后，胎心12~24小时内可能消失，如果发生了胎儿急性缺氧，胎动消失后半小时或1小时左右胎心可能消失。如果掌握了科学的方法，就能在很大限度上做到提前预警，尽可能在发生危险的第一时间就医。

　　胎动是胎儿在母体子宫内的主动性运动，比如翻滚等。计数胎动，母体采用左侧卧位，身体放松、心情平静、环境安适，每天早、中、晚各记录1个小时胎动次数，然后把3次胎动次数相加后乘以4，就是12小时的胎动次数。正常胎动为每小时3~5次，12小时为30次左右。如果胎动次数每小时小于3次或者12小时小于10次，提示胎儿可能存在宫内缺氧的情况。数胎动是孕晚期妈妈的一项重要工作，一定要学习掌握。这里要特别强调的是，胎动很多或者突然减少时，很可能是宫内缺氧或者受到压迫，要及时前往医院检测胎心。当胎心小于110次/分或者大于160次/分时，则表示胎心率有异常，需要及时检查并监护。

5. 胎心监护

　　胎心监护是孕晚期非常重要的一个环节，而且随着临产越来越近，胎心监护可能会越来越频繁。胎心监护作为监测手段，可以直接判断胎儿是否缺氧、发生宫内窘迫等直接影响到胎儿生存的关键问题。通过上面说的数胎动，B超观察羊水量以及脐血流的情况，再配合胎心监护就比较全面了。

　　胎心监护上有2条线，第一条是胎心率。一般情况下正常心率在110~160次/分之间，宝宝活动以后，会有一个胎心率加速的情况，运动结束后，胎心又恢复到正常的范围。要取得这种图像，宝宝应该在醒着的状态，所以医生会在必要时候提示我们唤醒宝宝，给予一定的刺激，让宝宝动起来，观察胎儿运动后心率变化的情况。第二条线表示的是宫内压力。子宫收缩时压力会增高，随后会保持2666帕（1毫米汞柱=133.3帕）左右。正常的胎心监护，应该是在胎心监护的20分钟内，胎儿胎心有一个比较稳定的速度基准，也就是110~160次/分，在这个基础上，至少有2次在活动时胎心率加快，比平静时的胎心率至少快15下，持续时间为15秒左右。这是正常的胎心监护图像。如果胎心监护出现了无反应型，提示胎儿宫内缺氧，需要进一步干预。胎心监护需要有经验的医生以非常专业的医学知识和实践经验进行诊断，患者应该最大限度配合医生，并且高度重视胎心监护在孕晚期的重要意义，切不可掉以轻心。

6. 胎位纠正

正常的胎位是宝宝头朝下，屁股朝上，也就是俗称的"头位"。胎位不正，就是臀位（头朝上屁股朝下），或横位（身体横向）。胎位不正的情况可能是由于宝宝调皮、腹壁松弛、羊水的原因，或者子宫环境与胎盘因素，也可能与孕妈的行为习惯有关。如果不加纠正，就大大增加了剖宫产的概率。我们可以采用胸膝卧位等体式来进行纠正。胸膝卧位的原理主要是利用胎儿重心的作用，看能否实现倒转。这个体式是要膝盖跪在床上，上半身胸部去贴床，每天早晚各做15分钟。医生在必要的时候也会为孕妈实行外传胎位术，有经验的医生对此项操作的成功率也比较高，但也存在脐带缠绕或胎盘早剥的风险，需要根据个体情况进行专业的医学分析。总体来讲，胸膝卧位在临床上可以有效纠正胎儿的异常位置，但是需要在专业医师的指导下进行。如果怀孕7个月发现胎位不正，及时做胸膝卧位有可能纠正不良胎位；如果到8个月，妊娠32周以后，胎儿生长迅速，羊水相对减少，胎儿姿势和位置相对固定，胎位不正就不易改变了。

7. 脐带绕颈

脐带长度是脐带绕颈的主要因素。一般脐带长度平均为55厘米，超过100厘米则为脐带过长，脐带越长，脐绕颈的发生率越高。如果胎儿胎动频繁，则加大了脐绕颈发生的概率。另外，羊水过多、胎儿过小，也容易造成脐带绕颈。发生这种情况，人力是很难进行干预的，只能在必要时终止妊娠。脐带绕颈在生产的时候可能造成胎儿窘迫、先露部分下降受阻、胎心率发生异常。脐带绕颈按照圈数，B超会有专业的医学指标显示（图9-5）以及脐带血流量是否正常的提示，大夫可以根据B超显示判断胎儿的安危。脐绕颈分为正常型、松绕型、紧绕型，如果是紧绕型且关联心率等指标情况，大夫会及时进行剖腹产手术。发生脐绕颈，孕妈也不用过于紧张，应该配合医生密切观察宝宝情况，同时坚持数胎动，如果相关指数正常，平时多采取左侧卧位，在必要的时候进行吸氧，相信大多数脐绕颈宝宝都是能够顺利坚持到出生的。

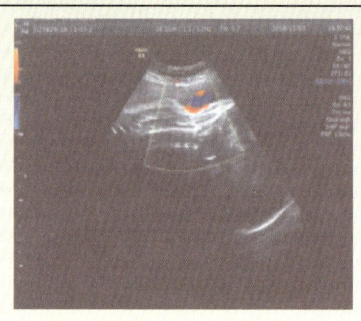

检查部位　妇产科胎儿　　　　　　申请科室　妇产科门诊

超声所见

双顶径：9.2厘米　　头围：32.95厘米　　腹围：34.27厘米　　股骨长：6.6厘米
胎盘厚度：3.3厘米　羊水最大深度：4.9厘米　羊水指数：14.6厘米
心率：147次/分　　脐动脉S/D：2.13　　脐动脉PI：0.73　　脐动脉RI：0.53

宫内见一头位胎儿，脑中线居中，脑室无扩张，胎心规律，脊柱呈双排串珠样排列，连续性好，胎盘附着于子宫前壁，胎盘内回声不均匀，胎盘功能I+级，羊水分布均，胎儿颈部见脐带回声呈U型压迹，CDFI示：其内可见彩色血流信号。

因胎儿体位关系，颜面部及部分体显示不清。

超声提示

晚孕、单胎，胎儿存活。
胎盘功能1+级。

此检查属于I级产前超声检查，主要进行胎儿主要生长参数的检查，不进行胎儿解剖结构的检查，不进行胎儿畸形的筛查。

图9-5　超声检查显示脐绕颈1周

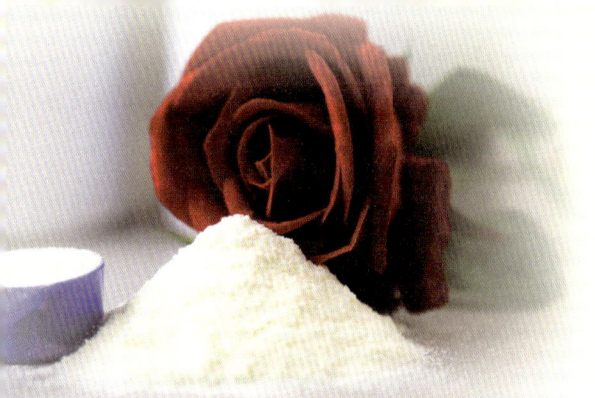

第十章 大项攻略

奶粉和尿片永远是宝妈们乐此不疲的话题，关于这两项的发展历程和新闻故事一直以来都备受人们关注。随着时代的发展，婴辅食品用品的生产标准和监管越来越严格，与此同时，琳琅满目的商品也很容易让我们陷入选择困难，为本来就"日理万机"的宝妈们平添许多烦恼。了解市场、抓大放小、避免苛求或许是盲从焦虑的开解之道。

一、关于奶粉

我们要讨论的第一个问题，不是品质问题，而是真假问题。因为海淘和代购奶粉市场需求巨大，利润不菲，很多假冒海外奶粉已经形成规模产业链，甚至伪造一系列报关、出口手续，让很多业内人士都难辨真假。媒体多次报道过关于非正规渠道的海淘奶粉造假事件，让人不寒而栗。我们国家对于正规进口奶粉，有着非常严格的生产和进口渠道，这些奶粉的主要出口国，比如荷兰、德国等地的知名奶粉，会针对亚洲市场、中国市场，按照出口国的国标来生产奶粉，并且在当地从鲜奶到奶粉罐装一次完成，然后进行中文包装发往中国市场，这就是俗称的进口国行奶粉。

现在各大知名奶粉商都非常关注自己的品牌口碑，在各大奶粉的官网上基本都可以看到非常明确的得到厂家直接授权的销售渠道。也就是说，我们可以查到的得到授权的销售商是可以保证其商品品质的。以某品牌为例，官网上清晰地挂着网络销售的链接，比如某宝、某东、某猫等。实体销售渠道会具体到省、市区，甚至具体到街道等行政区划的具体店铺和地址。确认其销售渠道及合法性，可以通过官方网站和电话进行查找和咨询。一般来说，大型商超、大型连锁作为主要销售渠道都是可以保证产品的正规来源的。

另外，我们有必要区别一下进口奶源和原装进口的概念。进口奶源更多指的是奶源、原料（大包粉）大批量进口到国内后再进行分装和包装；原装进口则是在生产地从生牛乳到成粉罐装完成，按照出口国家国标添加必要元素并进行包装。显而易见，一般情况下，原装进口能在运输过程中污染最小化、营养留存度相对较高，是我们应该选择的对象。在配料表第一栏里也要尽量选择生牛乳、鲜牛乳、脱脂牛乳而非乳粉类。现在市面上比较具有影响力的知名奶粉基本都采用的是原装进口，这是我们在奶粉选购中应该基本掌握的。

我们再来谈谈国标的问题。我国出台了一系列关于奶粉生产和监管的制度法规，奶粉和婴辅食品等生产标准达到了历史从未有过的高度。央视曾经报道了一系列关于各国奶粉评测的问题。也回答了为什么在当地合格的奶粉到了他国。却成为不合格产品。通过一系列评测我们能清晰地看到，我们国家的国标类目最多、标准最为严苛，比起很多国家有些项目对上限和下限不够明确，或者类目不够全面等状况，我们的国标确实是全世界最严格的标准。比如美国奶粉对铁元素没有明确的要求，我们的标准里，不仅铁元素占有非常重要的位置，而且对其含量也给出了明确的范围指示。因为美国民众日常生活中肉食比重远大于我国，作为铁的主要来源，我国民众肉类摄取不足导致铁元素缺乏，导致缺铁性贫血的发生。所以美国奶粉拿到我国市场，因为一种重要矿物质的缺乏就成为典型的不合格产品。日本奶粉中没有对碘含量的要求，因为日本作为一个岛国，海产品是其日常饮食中的重要组成部分，所以无论是从母体还是哺乳，在孕育下一代中，并不存在碘的先天性不足。碘作为一种重要的微量元素，如果碘缺乏会直接影响生长发育，所以没有规定碘含量的奶粉在我国就是不合格奶粉。海淘购买出口国当地的奶粉然后漂洋过海到中国却是不合格产品，原因显而易见：它是不符合中国国情，不符合中国宝宝体质和营养需求的。

说完奶粉标准，我们再来看看奶源。全球的"黄金奶源带"位于南北纬40~50度区间的温带草原，适宜的温度、降水、肥沃的土壤形成了优秀牧场，造就了发达的畜牧业。全球最优质的乳制品几乎都来自南北半球的黄金奶源带，包括瑞士、爱尔兰、德国、荷兰、法国诺曼底、德国北部、美国威斯康星、中国内蒙古、日本北部、美国的明尼苏达州、新西兰等地区。这些传统的乳制品生产国和出口国，占据着大部分世界高端乳品市场。我们所熟悉的境外知名奶粉大部分都出自黄金奶源带。我国内蒙古位于北纬45度，天然草原8667万公顷，仅呼伦贝尔大草原面积就将近1127万公顷，有碱草、苜蓿、冰草等100多种牧草，自然条件得天独厚，是我国大型奶制品企业的重要奶源产地。黑龙江省草原面积433.4万公顷，其中位于黄金维度的齐齐哈尔降水丰沛、草场肥沃，是奶牛名副其实的完美粮仓，不远处被誉为世界明珠的安达草场与美国威斯康星、澳大利亚墨尔本并称为世界三大优质草场，是我国本土多家知名奶制品企业的生产基地。还有西部新疆天山南北地区，不仅拥有地域广阔的天然草场，还拥有全国最大的进口良种牛核心群。我们国家的自然条件、生产技术以及严格的监管体系是完全有能力有潜力有实力生产最优质的婴幼儿奶粉制品的。

奶粉有益成分添加，是我们需要了解的内容，却不是让我们陷入执拗的理由。每个品牌奶粉都有其特点和主打营养成分，完全可以放大选择范围放松选择心情。下面对几种热门奶粉的营养成分进行分析，供大家选择：目前国家对于婴幼儿食品中添加的益生元和益生菌有明确规定，要选择标明具体菌株的，其中比较常见的益生菌有嗜酸乳杆菌、动物双歧杆菌，益生元有低聚半乳糖、低聚果糖、聚葡萄糖等；opo结构脂可以让奶粉更加接近母乳，让宝宝肠道更加舒适；对宝宝视力有益的叶黄素；促进婴幼儿脑组织和智力发育的牛磺酸；促进肠道成熟提升抵抗力的核苷酸；增加抵抗力，促进生长发育，减少腹泻的乳铁蛋白；促进钙铁等矿物质吸收和利用的酪蛋白磷酸肽……这些元素都基于国家标准或者属于标外加分项，家长可以尽可能客观地看待销售人员为我们盛情推介的各种成分，做出性价比最高相对理性的选择。但是要尽可能避开香兰素、含其他香精等成分的奶粉，过于甜腻的奶粉可能会造成宝宝转奶困难，引发挑食等问题。

我家宝宝现在2岁多，一款欧洲奶粉吃到1岁半，转了一款国产奶粉后吃到现在。两款奶粉都很好，从宝宝的消化排泄、健康状况就能看出。宝宝刚出生的时候，我并未选定奶粉。直到临近生产，在央视看到我国的一款奶粉通过了欧盟（食品安全全球标准BRC和国际食品安全标准IFS）双认证，并在全球同行业首家通过了BRC A+顶级认证。这款奶粉中的一个系列连续3年蝉联"世界食品品质评鉴大会"特别金奖，并被授予国际高质量奖杯。能够通过全球奶粉行业最高的国际性标准，说明国产奶粉不仅不输洋奶粉，而且是优中选优具有国际品质的婴幼儿奶粉。在我身边，已经有越来越多的宝妈加入国货阵营。好奶粉，好身体，好成长，相信我们一定能共同见证中国奶粉更加美好的未来。

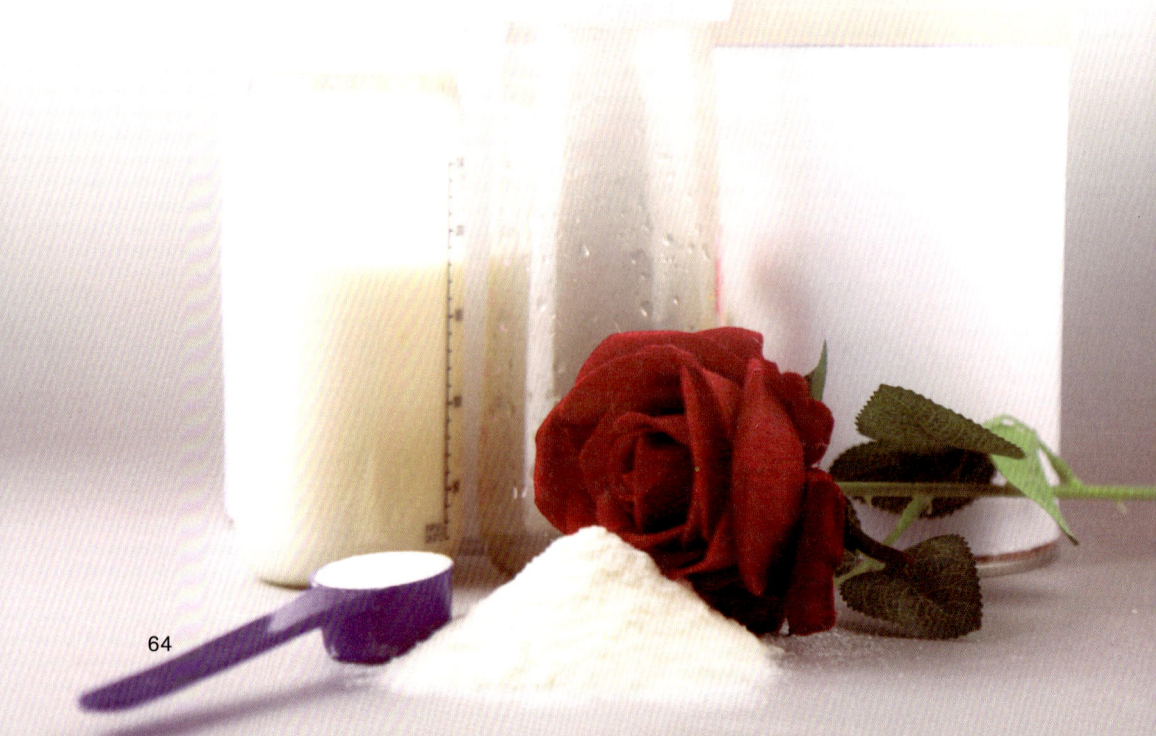

二、尿片采购

纸尿裤是消耗品中的重要组成部分。对于纸尿裤,我想强调的第一点仍然是一定要通过正规商场正规渠道购买。我大概用过七八种纸尿裤,也找人代购过一些,刚开始因为用到了不合适的纸尿裤,我多洗了很多次包被,宝宝频繁红屁股,甚至出现了过敏的症状,增加了很多工作量。有的纸尿裤舒适感不够,宝宝有不适感就会频繁挣扎哭闹;有的纸尿裤腰封不好,弹力腰围兜不住,经常会有漏便的情况发生;有的纸尿裤会有两侧漏尿的情况,也会平添许多工作量。

很多宝妈在宝宝出生前会大量购买纸尿裤,结果因为不了解宝宝体重和生长速度,导致备买无效。纸尿裤只能边用边调整,尤其是第一年,纸尿裤换码速度非常快,即使孩子1岁以后,最多一次备买三四箱即可。很多宝宝刚出生体重超重,直接越过NB码,使用S码,所以生产前后NB和S码各备买一包即可。等到宝宝1岁之后,活动量和动作幅度越来越大,更加结实和方便的拉拉裤开始发挥作用。拉拉裤和尿不湿相比,贴合度更好、舒适度更高。但是有一个小细节需要注意,冬天的时候,还是给宝宝使用纸尿裤更加方便,因为拉拉裤虽然可以两边撕开脱下,可是穿的时候却要把裤子鞋全部脱下,十分不便。强烈建议冬天给宝宝使用纸尿裤,只需要把裤子脱一半就可以更换,也避免了宝宝因为换纸尿裤加减衣物而受凉感冒。

给宝宝穿纸尿裤有几个动作要点,切记弹力腰围在后,另一侧在前,两侧粘扣整齐贴合的同时,要用另外一只手伸进宝宝腰部,确保不会有勒的感觉,最后一定要把大腿两侧的防漏边翻出来,这样才可以防止侧漏。纸尿裤存尿后色带会发生变化,提示家长们及时更换(图10-1)。其实对于有经验的宝妈来说,手指轻轻触碰就会知道尿不湿是否需要更换。

再提示给大家一个小小的细节:在半岁没有添加辅食之前,宝宝大便十分频繁,甚至很多母乳宝宝一天排便会达到七八次。纸尿裤色带变换并不能区别宝宝是大便还是小便,这个时候非常不建议把尿不

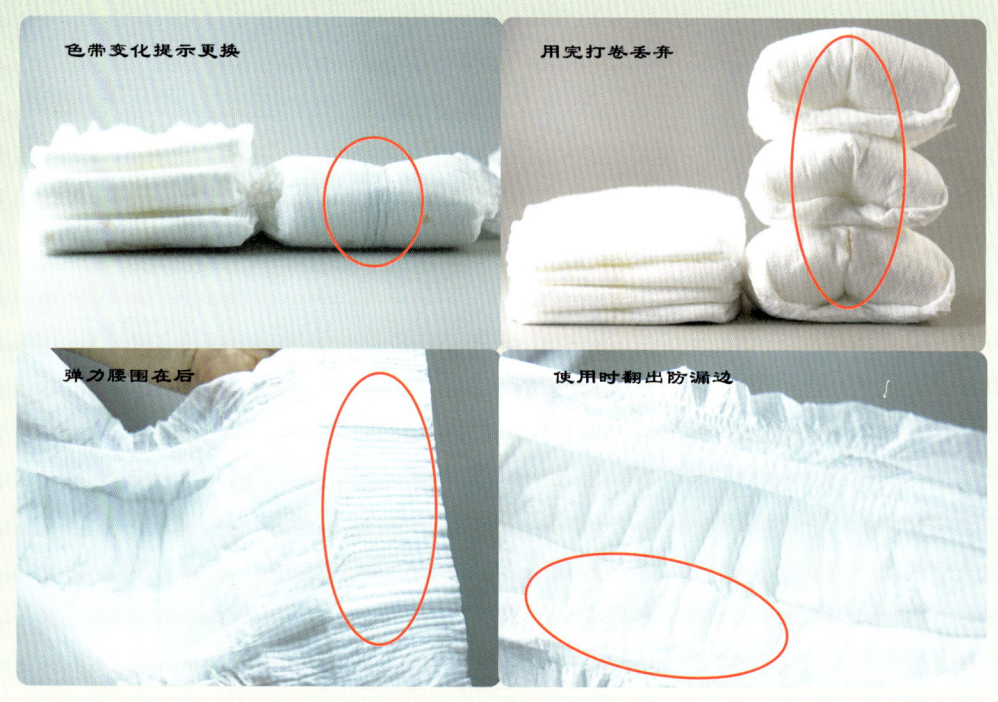

图10-1　纸尿裤使用要点

湿撕开观察,那样很容易把熟睡的宝宝弄醒,正在活动的宝宝要脱下裤子查看也不甚方便,尤其是冬天裹的相对严实的情况下更加不便查看。判断宝宝是否大便,有经验的宝妈通过嗅觉就可以敏锐得知,一般情况下,我们只要伸进去一个手指,不需要打开任何衣服和尿片就可以确认宝宝是否大便。用完的纸尿裤切记打卷粘好丢弃。

　　纸尿裤是高消耗品,笔者并不建议宝妈们节衣缩食把消费支出强行拨给纸尿裤。哪怕不为经济问题所掣肘,也委实没有必要。我个人认为尿不湿合理的价格范围在单片1~2元,不超过2.5元基本就不会对一般家庭构成经济压力。朋友给我推荐过几款加拿大、日本、德国品牌尿不湿,其中有两款尿不湿价格昂贵,单片价格达到4元以上,但是各方面表现良好,可以打高分。关于这一点,每个家庭可以根据自己的实际情况进行选择。我从宝宝2个月开始一直用的是一款国产品牌尿不湿,是我浏览了多个贴吧、阅读了10多篇专业稿件筛选出来的品牌。决定尿片品质的几个关键点是芯体、纤维和透气膜。高分子芯体和各品牌一些专利技术的加入，实现强劲吸收液体后，仍然确保干爽；透气膜多使用纳米科技，可以有效排湿透气，让皮肤自由呼吸。这其中瞬吸和透气是防止宝宝红屁股的关键。我国是轻工产品的制造业大国，无论是发端还是不断更进，我们的潜力和实力都是不容小觑的。事实证明，我们的国产品牌真的非常优秀，无论是从舒适度、透气性、吸水速度、防侧漏各个方面从来没有给我带来过任何困扰，自从我用了这款国货后就再也没有因为侧漏而多洗过被褥，从S码用到XXL到拉拉裤。这款最贵单片价格2元左右尿不湿，每个月最多400元就可以满足全部的消耗需要。

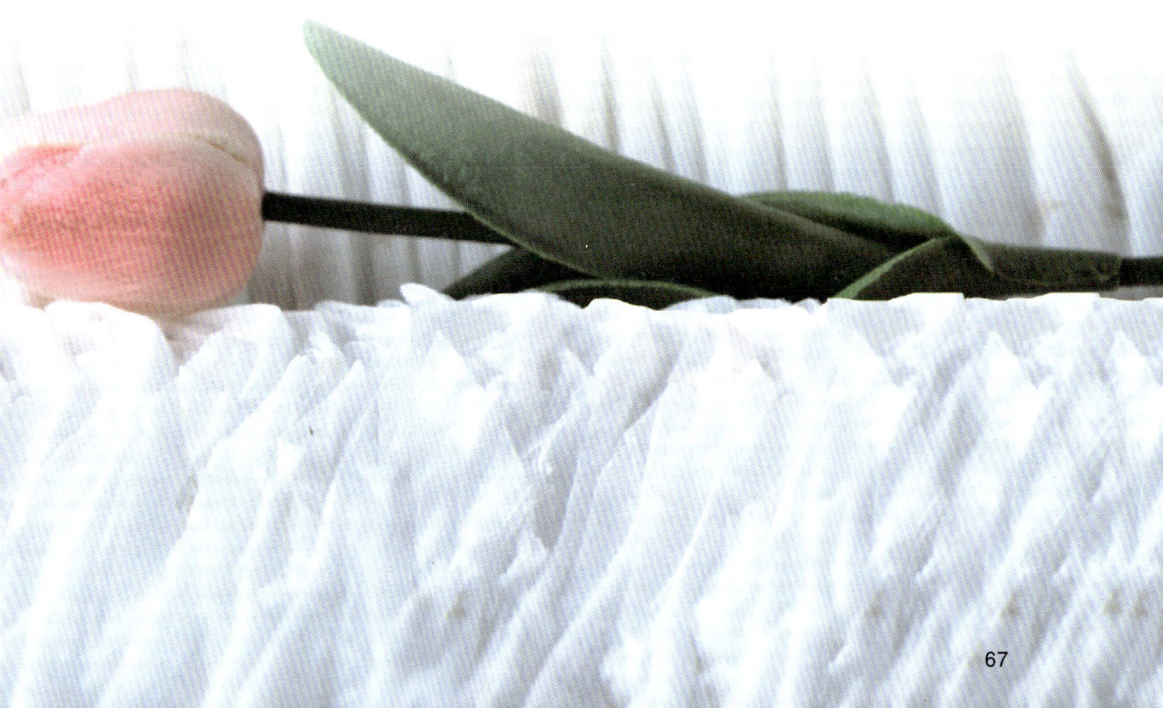

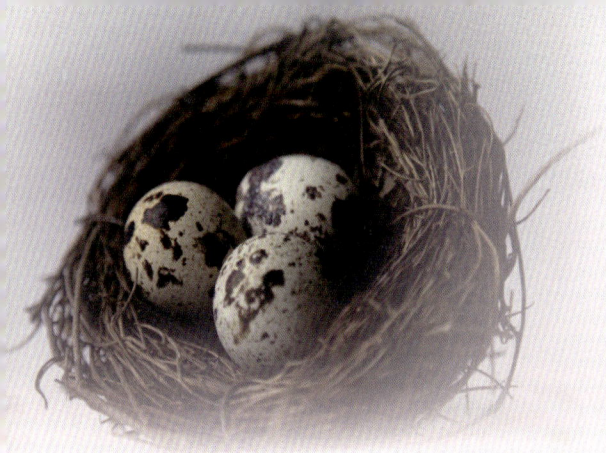

第十一章
采买讨论

和所有哺乳动物一样，宝妈们到了孕晚期会各种购买，想方设法把窝准备好。动物们会拔毛衔草筑窝，尽可能地把小家铺陈得温暖舒适。人类最直观的反应是购买各种育婴用品，包括打扫卫生、洗涤清洁、整理收纳，迎接宝宝的到来。这个就是典型的筑巢反应。因为孕晚期宝妈身体十分笨拙，特别建议一些大件采买尽可能放在孕中期完成。如何确保购买的物品能够切合生活实际？这就要从我们的日常动作、行为习惯来进行分析，才能更加准确地加以选择。

一、婴儿床

传统的婴儿床有存在的必要，因为作为储物，它是十分优秀的存在（图11-1）。开放式空间可以用来堆放宝宝衣物和杂物，不必叠放，取用十分方便。但是作为睡床就不尽理想了，无论是带轮、带摇栏、可升降，都需要大人把婴儿从小床上抱起放落。在实际生活中，这类设施应该是坐的就用来坐，躺的就用来躺，站的就用来站，大人是没有足够的时间和精力反复变换和调试的。

一个小小的生命，刚从子宫包裹中解脱出来，惊跳反应还很严重，怎么可能会安宁待在一个没有大人陪伴的小床上不加哭闹？虽说大部分婴儿床可以放下一面连接大床，形成子母床，可是给孩子喂奶，喂完一侧还得把孩子抱起来再喂另外一侧。笔者认为半岁之前最实用的就是定制婴儿加长床，半岁之后大床加护栏即可。

我来描述一下这种定制床（图11-2）的优点：这种纯木质的定制床根据两人的睡眠习惯、窗户以及空间因素，可以定制方向。床宽在60~80厘米不等，长度可以和大床一样长，也可以稍短。这样等于原有的双人床变成三人床，宝宝可以紧紧依偎在妈妈身边（防惊跳和防吐奶的问题见下文）。研究表明，宝妈最科学的喂奶姿势是侧卧喂，全身侧躺，不会让胳膊或者某个部位单独受力。给孩子喂奶，只需要宝妈喂完一侧，自行翻到另一侧即可，不需要挪动宝宝。这个子母床可以一直存在，也可以用来放置宝宝的衣服、被褥、尿不湿，各种用具，十分方便。定制床本身带40厘米侧栏，宝宝会翻身以后仍然可以保障安全。记得加做一个尺寸相互匹配的床垫（图11-3），并注意床加床垫的高度与旁边的大床平齐。等到孩子半岁可以翻身，就可以让孩子在护栏中和大人一起睡大床了。早期陪伴孩子睡眠，是建立宝宝安全感的必修课。

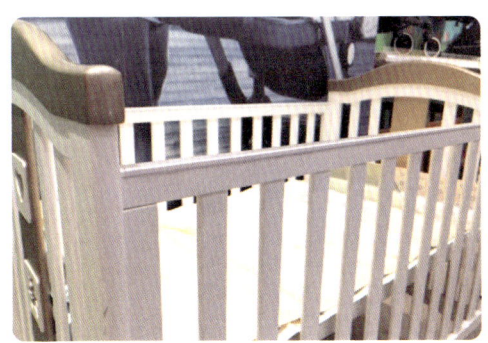

图11-1　传统婴儿床

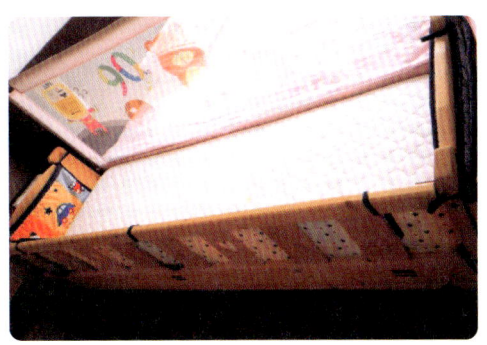

图11-2　定制实木婴儿床

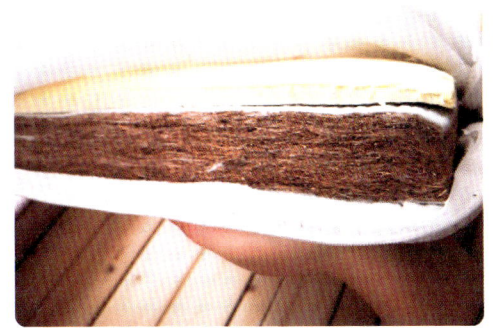

图11-3　定制床垫

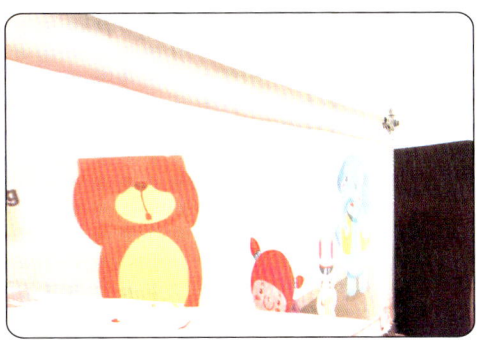

图11-4　大床护栏

二、各种护栏

大床护栏（图11-4）是每个家庭的必备。3个月后宝宝开始翻身，把四周护起来给她一块自己翻滚的天地是必需的。不用大人时时刻刻抱着盯着，可以阶段性解放双手。安装护栏的大床最好是床头软包的弹簧橡胶床，宝宝在头举不稳或者腰坐不直的小半年时间里，经常会直线把头或者身体撞向某个点，所以床垫、床头全部都以软包为主（图11-5）。床上护栏以升降款为主，这样不会局限于床和墙壁之间的距离，但是因为有时候卡扣的声音会吵醒熟睡的孩子，或者避免孩子大了以后误开，可以把几个卡扣绑死，从定制小床直接跨过去，上下床没有噪音，比较方便。

地面护栏虽然只使用几个月的时间，但还是很有存在的必要。大家可以尽可能选择品质较好的品牌产品，很多劣质产品不仅材质不好，很多会有比较刺鼻的气味，甚至还有毛刺。不建议使用拼接地垫，拼接地垫拆装麻烦，还费时费力。吸盘护栏涉及固定吸盘的问题，每次打扫地面需要拔出再进行移动，设计不够人性化。目前市面上比较常见的护栏材质是高密度聚乙烯（HDPE）。这些材料本身无毒，但是不排除在加工的过程中添加有害助剂。这些和孩子密切接触的生活用具切不可贪图便宜，建议选择有良好市场口碑的正规产品。产品款式可以选择随意开合的一体式护栏，十几秒打开或者合上，固定主要靠板面之间的纽扣衔接，虽然不是那么完美，但已经是护栏里相对比较人性化的了（图11-6）。然后购买店家与之相匹配3厘米左右非常厚实的地垫，打开后直接把地垫扔进去即可完美适配。收合护栏几分钟就可以完成，打扫起来非常方便，可以用半年左右。

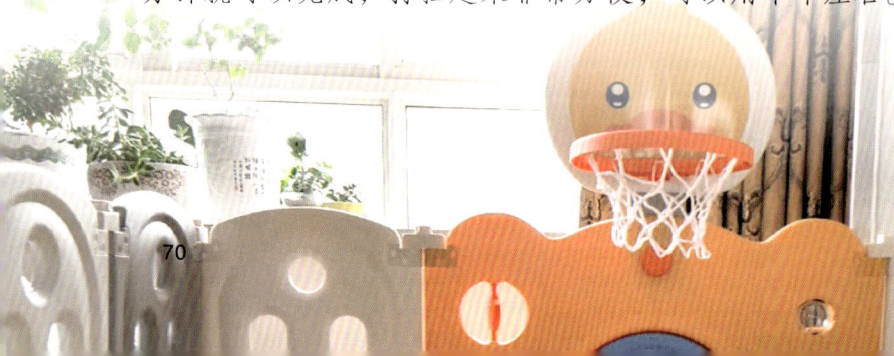

可移动护栏，横切面面积0.5平方米左右，高0.8~1.2米不等，质量不轻，相对稳定（图11-7）。因为宝宝会在里面晃动和摇动，所以材质一般以木质为主，可以通过加装车轮增加灵活性。这个可移动护栏形似木框，等孩子7~8个月腰部可以直立坐稳之后就可以使用了。在孩子1.5岁之前有很大的用途。因为宝宝太小，极度缺乏安全感，所以大人无论是在厨房、卫生间，还是固定区域需要一定劳作时间的，都可以把宝宝放入框里并放在脚下，给她一些玩具，或者一边干活一边和她互动。吃饭、冲澡的时候使用，一个大人即可独立完成，堪称带娃神器。

还有一种门上护栏，非常有安装的必要（11-8）。高约1.2米，卡扣解锁，可以用于卫生间和厨房隔离，方便大人将小孩隔离在明火、电源等危险区域之外。可以让家长在从事家务时方便观察孩子，大幅提升安全指数。

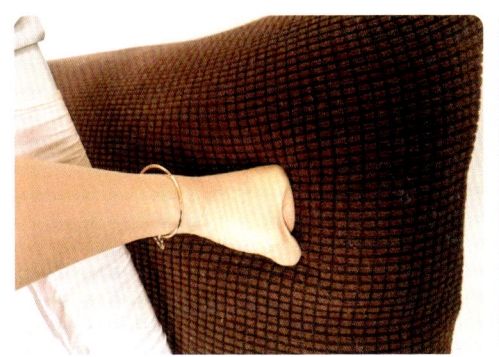

图11-5　床头软包

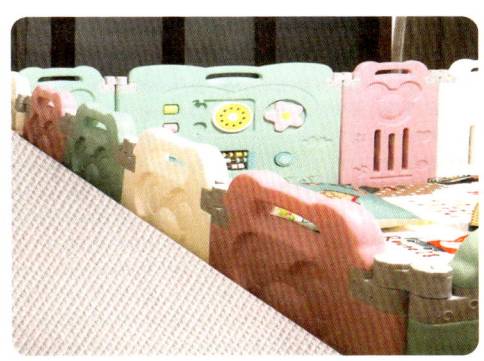

图11-6　一体式开合护栏

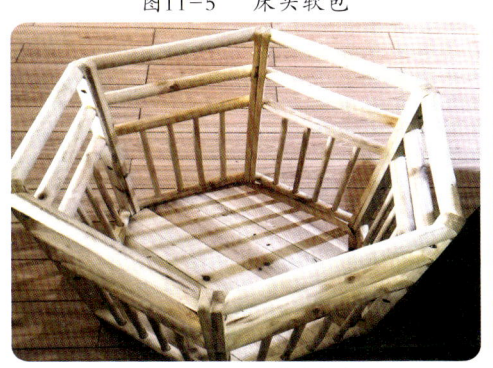

图11-7　可移动护栏

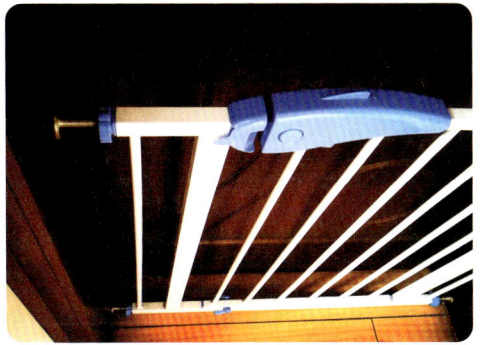

图11-8　房门护栏

三、婴儿车

对于一胎宝宝，家长们捧在手里怕摔了，含在嘴里怕化了，对于婴儿车总是愿意砸重金。大家莫急，且听我慢慢道来。有一次我在户外散步，看到一对夫妇推着一款白色、橡胶轮子婴儿车，轮子粗、胎厚，一看钢材和做工，十分精致。当时还在备孕的我，觉得作为婴儿车，减震非常重要，因为长时间摇晃颠簸，会影响婴儿脑部发育，甚至伤害脑组织。所以买一款昂贵的婴儿车是必须的，这就是我当时看起来好像很有道理的理解。实际情况又如何？比较使用多款推车后，个人感受如下：

价格昂贵的婴儿车因为材质和构造的问题，普遍比较重一点，搬运起来有点费劲，最关键的问题是，可以躺的婴儿车其实主要是给半岁之前的婴儿准备的，那段时间除了打疫苗，其实根本用不了几次。而我最看重的减震问题，如果是石子路面，再贵的婴儿车也不可能如履平地，与几百块钱的婴儿车虽有所差别，但是相差无几，路不好一样都不能走。最适宜的做法是，半岁前只能躺的情况下，推车不走任何崎岖路面，只走平地。需要外出，把车开到最近处，然后推车走平地。在这种情况下，各种车会有多少差别我就不说了吧？但是对于追求完美、极致感受的高消费人群，价格不菲的婴儿车稳定性和舒适感还是有所差别的，大家可以根据实际经济情况进行选择。宝宝半岁之后就可以坐起来了，但是尽量不走过于崎岖的路面是我们始终要注意的。第一台车的基本要求是：轻便、一键开合、单手可提、推行稳定、坐躺两用，满足这些要求的国货里就有许多不错的选择，而且性价比很高。孩子1岁半之后，再购入一台只能坐的伞车即可。伞车一键开合，十分轻便，网兜座位，舒适度较高，是每个宝宝必备的一款幼儿推车。

四、清洁用品

现在市面上有好多迷你简易洗衣机,有的有上水没下水,有的有下水没上水,有的有搅拌没脱水,有的有脱水没搅拌,但是看起来造型小巧,能起到纯洗涤或者纯脱水的作用。这类用品有其存在的必要性,尤其适合户外工作或者临时宿舍,上下水不方便时供给成年人使用,但是并不适合给婴儿洗涤使用。

给婴儿洗涤现在有一种使用相对普遍的壁挂式高温煮洗机,可以装在马桶上方,上下水安装的时候已经固定,和正常洗衣机使用一样,只需把衣服扔进去、取出来两个动作,不占地面空间。海尔首席执行官张瑞敏曾在采访中提到,目前我国家电行业利润已经像刀片一样薄。事实上,1000元就可以买一台容量不小的传统波轮洗衣机,滚筒洗衣机采用的是摔打模式,在我看来并不比全部浸泡在水中的波轮洗衣机去污能力更强。但是滚筒洗衣机损衣率低、清洁度相对均匀、节水性能相对突出。两者各有特点,可以根据实际情况进行选择。小孩衣服主要是污渍,普通的小容量波轮洗衣机就是十分合适的选择,只要占用卫生间0.5平方米的地方就可以摆放。如果上下水口不够,可以各加一个分管。大人、小孩衣物分类清洗,包括各自内衣和裤袜分类清洗是防止各类细菌传播的重要生活习惯,是我们要特别注意的。现在家电产品更代迅速,洗涤烘干消毒可以一键完成,加上小孩成长迅速,衣服更新快,穿几个月就弃置了。所以并不建议宝妈或者家人手洗宝宝衣服,可以偶尔为之,但还是尽可能把大人从洗涤这件事中解脱出来,把更多时间和精力用于对孩子的高质量陪伴。还有很多家庭买好几个同样规模的洗衣机,面积足够都可以。最后我想再说一句,除了奶具以外,不必过于痴迷给孩子各种高温消毒,太过干净会降低孩子免疫力。

对于婴儿各种干湿纸巾用品,我们完全可以把自己从五花八门的类目中解脱出来,只需要选择3种质量比较好、性价比较高的纸巾就可以。干性纸巾(图11-9),正规品牌生产,沾水不容易破、不掉纸屑,完全可以满足平日全部擦拭要求。干性纸巾不能代替湿性纸巾,宝宝大便的时候,湿纸巾是不能替代的存在(图11-10)。即使每次都要去冲洗,也基本得用干纸巾擦干污渍,再用湿纸巾擦干痕迹。我建议大家在采购婴辅用品时尽可能遵循极简原则,避免沉迷于各种用具中难以自拔。另外还可以备一些干性棉柔巾(图11-11),其柔韧性更强,可以透水揉搓,贴合皮肤,应用比较广泛。清洗衣物时尽量采用婴儿专用洗护用品(图11-12)。这些消耗品要关注品质的一个主要原因就是,一些不合格产品会因为消杀不彻底和原材料来源不合法而造成病毒感染或疾病传播。

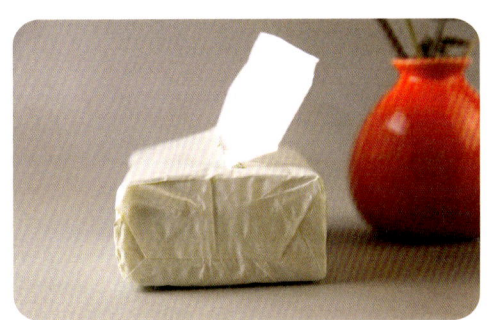

图11-9　沾水不易破的干纸巾

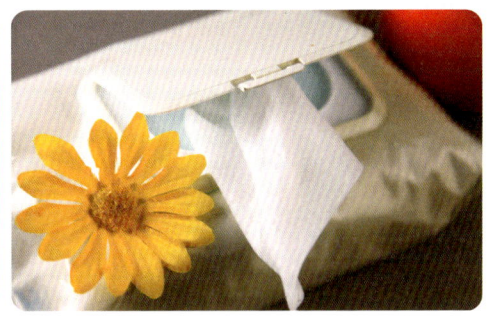

图11-10　不含酒精的宝宝专用湿巾

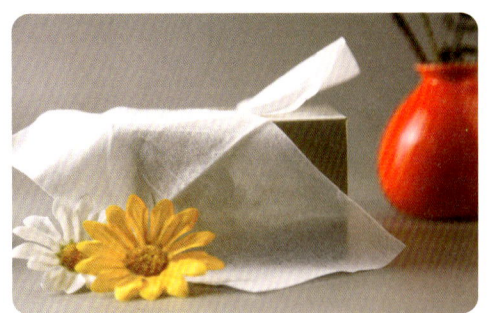

图11-11　干湿两用的棉柔巾

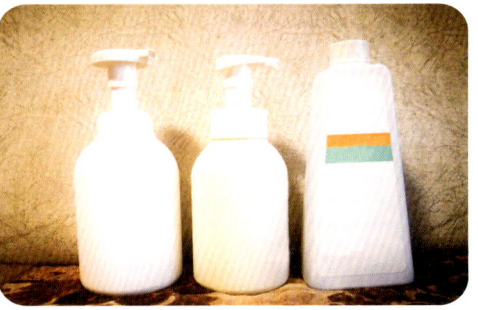

图11-12　婴幼儿专用洗护用品

第十二章

秘密武器

一、导乐球

也叫分娩球,目前主要用于医院产科。它的原理是利用柔韧、具有弹性的球体帮助孕妇活动身体,孕妈们通过球体进行坐、抱、趴、扶等基本体式动作,增强体力,帮助顺利分娩。孕中期的使用可以锻炼骨盆肌肉韧带,增加孕妈骨盆力量和弹性,使身体逐渐适应妊娠和分娩的需要,生产时能够有效放松盆腔肌肉,减缓宫缩疼痛。

导乐球要选择尺寸合适、充气适当的球体。充气太多太硬,球体会没有弹性容易打滑;充气太薄太软,球体会失去支撑力。在购买导乐球时要注意身高和球体的直径标准:身高155厘米以下,选45厘米直径分娩球;身高155~168厘米,选55厘米直径分娩球;身高170~185厘米,选65厘米直径分娩球。导乐球和瑜伽球有一定区别,导乐球的材质要求更加严格,都是医用标准、安全无毒;硬度更高一些,能给会阴肌肉一定的反作用力,这样才能有效锻炼到会阴。孕妇练习的时候要注意旁边要有人看护,并给墙上安装把杆,避免因为力量错空导致滑倒而受伤。

导乐球练习专业性很强,须在医生的许可和指导下进行。下面列出基本使用方法,仅供参考。

练习导乐球时注意要给地上铺地垫增加摩擦力，最好是墙面有把杆来增加支点和稳定性。孕妇坐在分娩球上，两腿分开与肩同宽，保持脊柱直立，胸部打开，减少腹部压力。两手臂自然放松，放在身体两侧，或者扶住把杆，利用腰肌前后左右摇摆胯部，前后左右上下颠球甚至转圈晃动。怀孕满27周以后，可以每天使用生产球30分钟。采用上下颠球、左右扭胯、前后骑球、转圈按摩等方式进行坐球动作。分娩球的使用能够增加血液流量到子宫、胎盘和胎儿，帮助孕晚期胎头下降。在顺产的时候使用有助于帮助宫口打开，加快产程。如果有高血压、心脏病、前置胎盘、胎盘早剥、多胎妊娠、先兆早产等特殊情况，不建议使用。在整个过程中，可以播放轻柔曼妙的胎教音乐，准爸爸配合协助孕妈完成每天的导乐球训练（图12-1）。

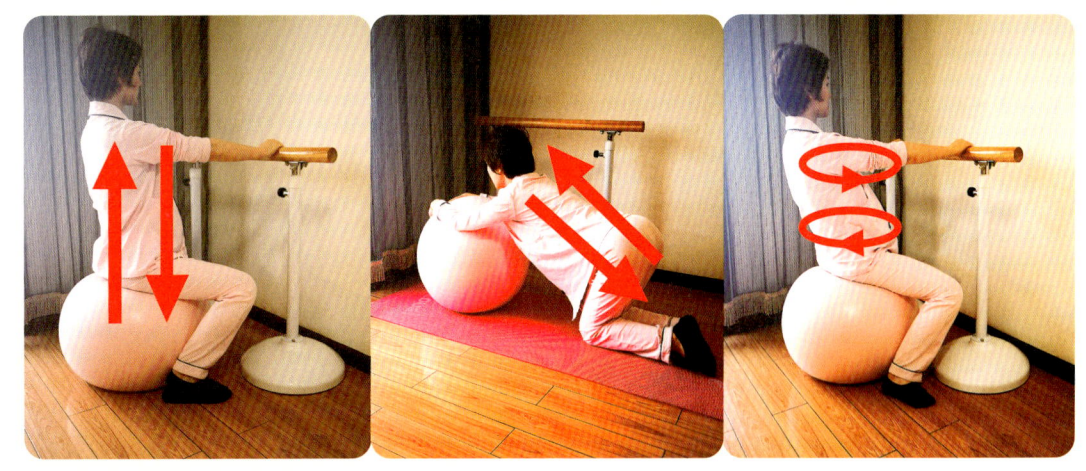

图12-1　导乐球基本练习动作

1. 坐式摇摆

　　两腿分开坐在球体上，双脚踩稳地面，双手扶着把杆慢慢旋转髋关节，按照顺时针交替打圈的方式，前后左右摆动。姿势要保持稳定，幅度不要过大。这个动作可以打开骨盆，按摩盆底肌肉，缓解会阴神经的疼痛感。

2. 坐式颠球

手扶着把杆，身体放松，有节奏地上下颠动。球体反作用于身体，保持频率相对固定。在分娩期，坐式颠球有助于胎头下降，随着上下轻颠的力量压迫宫口，促进宫口打开，还可以分散注意力，有效缓解宫缩疼痛。

3. 跪式摇摆

孕妈的膝盖跪在地上，胸部趴在球上，身体放松，慢慢前后左右摇晃。这个姿势对胎位不正也会起到一定的纠正作用。运动中，从球体到人体骨盆整体进行左右、上下摆动，可以很好地放松全身肌肉。医护人员或家人配合按摩孕妇后背和腰骶部，可以有效减轻孕妇腰背部疼痛感。

自然分娩的时候，通过导乐球运动，得到锻炼的肌群其韧性、耐力、弹性就会发生作用。在使用产床分娩的时候，一般会保持一个姿势生产，容易造成肌肉紧张，而导乐球有助于产妇全身尤其是会阴部肌肉放松，宫口更容易扩张。这项运动在孕5个月后就可以开始进行。之所以要力推这项运动，是因为导乐球运动有效弥补了孕期很多运动无法触及腰腹部和会阴部，使其难以得到锻炼的空白。它以一种非常柔和且有力量的方式作用于母体，缓释各种因怀孕带来的肩背、腰骶、胯部疼痛，有助于增强大腿根部和会阴部肌肉的弹力，也可以使腹部肌肉得到一定的锻炼。因为这种锻炼的振幅是波浪形的，有充分缓冲力，对胎儿也不会造成负面伤害，是孕期非常理想的运动之一。在孕晚期和生产期，能够很好优化盆底力量并加快胎头下降，在宫缩频繁的时候还可以有效分散注意力，能够把宫缩的不适感和疼痛在一定程度上传导出去，有效缓解阵痛。另外就是不断有力量作用于会阴部，会以一种非常自然的方式促进宫口打开，从而加快产程。骨盆灵活性的增强和这种幅度给予胎儿的活动惯性有助于胎儿旋转，有助于胎儿最终娩出。坚持导乐球锻炼，不仅仅大大有利于顺产，而且对产后恢复也大有裨益。

二、会阴按摩

会阴按摩是一项非常有助于顺产的活动。但是因为会阴区的敏感性，以及孕晚期可能出现的种种突发状况，会阴按摩一定要在医师的指导下进行，决不可擅自进行。一旦出现身体异常、宫缩、破膜（阴道有液体流出）、不适等不良反应，应立即停止操作，并及时去医院就诊。对于大多数健康的产妇，孕晚期是可以在家人的辅助下来完成这项运动的。

生产的时候胎儿要从产道、会阴部娩出，关于会阴部肌肉锻炼以及有助于顺产的操课有很多。在自身健康安全的前提下，有些操课锻炼是非常有必要的。但是要增加会阴部弹性、强化会阴部对刺激的抵御力和耐受力，需要会阴按摩来完成。这项活动因为其私密性，许多人心理接受度不高，所以不够普及，但是却得到了许多专业医师的认可。通过一段时期会阴按摩的孕妇，会阴部弹力、肌肉活力都会增强，孕妇对于内检的耐受力也会大大增强。很多孕妇都反映内检的痛苦不亚于顺产的痛苦，因为孕期几乎没有受过任何外力扩张性刺激的会阴部，医生的整只手要深入阴道探查宫口，几乎令所有产妇都叫苦不迭。但是有了会阴按摩的基础，内检、顺产的痛苦都会有所降低，可以说效果是非常明显的。其最主要的作用是增加会阴弹性，减少或避免分娩时撕裂或侧切。

这项运动需要借助两项道具（图12-2）：精油和无菌手套。精油要采用专用的孕妇会阴按摩油，无菌手套可以在药房购买。专用的会阴按摩油一般都是纯植物萃取，可有效滋润会阴部，提升其对外界刺激的防御力和韧性。其中含有的维E能够有效促进新陈代谢，提升会阴部供血。使用的时候要清洁双手，佩戴无菌手套，蘸取精油进行按摩。如果孕妇自行按摩，可以在前面放置镜面用以观察姿势和动作（请务必在医生的认可和指导下进行）。

第一，放松且全身心保持一个舒适的状态。背部斜靠沙发，用双手指尖蘸取精油，先对大阴唇和会阴部进行打圈按摩，尽可能放松会阴部皮肤和肌肉。充分适应这种锻炼，密切观察身体反应，量力而行。医护人员或家人辅助按摩中要和产妇进行充分沟通。

第二，初次练习时，先将一只手的拇指深入阴道口，朝直肠方向按压会阴组织。刚开始会感到有轻微烧灼和刺痛感。然后换手反复这个动作。做会阴按摩一定要循序渐进，避免对胎儿和子宫产生强烈刺激。如果感觉适应，可以增加动作的持续性，左右手交替按摩，并通过手指给阴道口向肛门方向左右施力。

第三，慢慢适应之后，可以伸入左右手各一个手指，每次强度和扩展度的增加，都会让阴道口和会阴部有稍许刺痛的感觉。注意，过于用力会引起会阴部敏感的肌肤出现瘀伤和刺痛。每天睡前一次，每次5~15分钟，循序渐进。若出现任何不舒服情形，应立即停止。

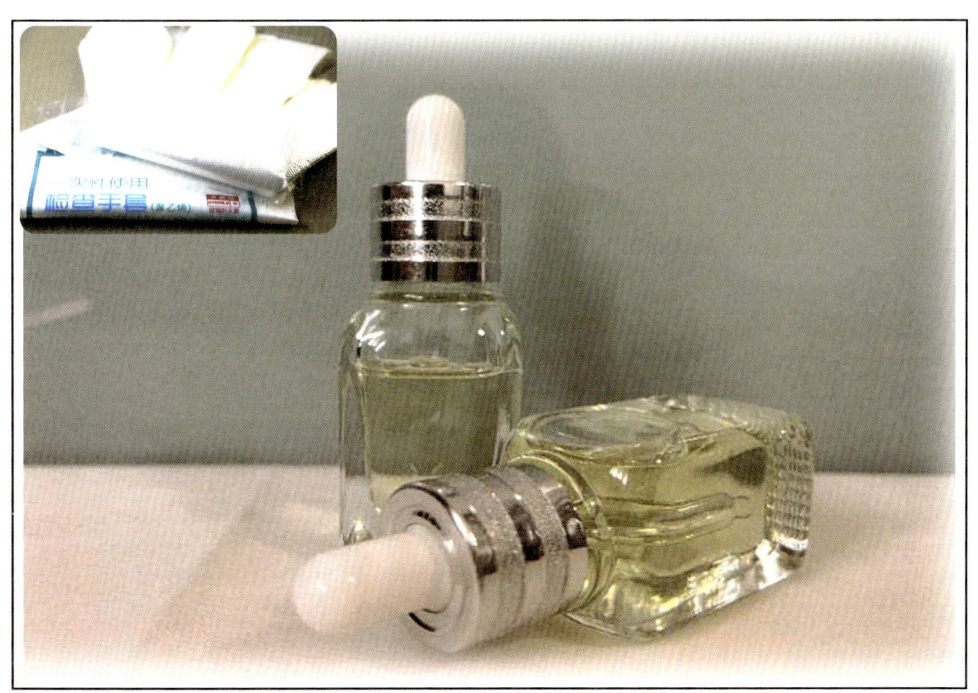

图12-2 会阴按摩专用精油及医用无菌手套

三、养肝汤

养肝汤是经现代医学证实,并与传统中医学相契合的有助于养肝排毒、增强体质的养生之道。红枣养肝汤不仅可以帮助普通人养肝、护肝,尤其适合产前1个月的孕妇食用。医生建议,产前1个月饮用红枣养肝汤能补血、养肝,宝宝娩出不仅皮肤好,而且能够预防黄疸。对于剖宫产的女性还可以有效排解麻药的毒性,有助于恢复和哺乳。

我们来看看做法:取红枣7颗洗净,在每颗红枣上用刀剪划出几条刀口,充分暴露果肉,有利于煲汤的时候大枣养分有效溢出。备好后用热开水280毫升浸泡8个小时以上,再加盖隔水蒸1个小时即成。这个药方无论自然生产或剖宫产都可以使用,从产前1个月开始饮用,每天280毫升,冷热皆可,一日分2~3次喝完。产后仍需持续喝2个星期,但是需要把滚水换成煮过、酒精完全挥发的米酒水,这样更利于产妇身体恢复和哺乳。红枣养肝汤虽好,但不能太早喝,以免上火。同样,红枣数量也不能多,7颗刚刚好,吃多了也会上火。

对于大枣这种最传统最安全但是极具食疗意义的食材,经过浸泡和上蒸,可以让红枣的药效得到充分发挥,加强肝脏代谢,促进排毒解毒,增强人体免疫力并促进人体复原。红枣对于女性一生来说都是意义重大的,很多著名中医都为我们反复表述过:一日吃三枣,一辈子不显老。人体自身的排毒解毒能力增强也就在一定程度上净化了胎儿在母体的成长环境,对胎儿自身免疫力和代谢的增强也是有积极意义的。

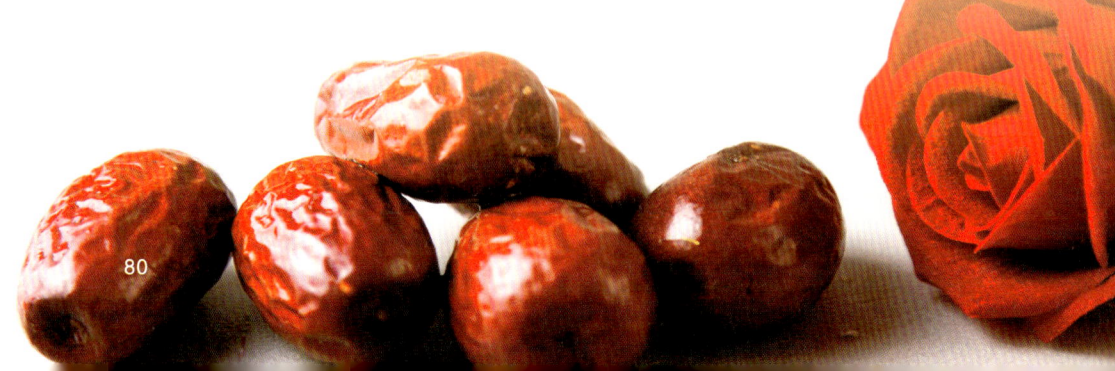

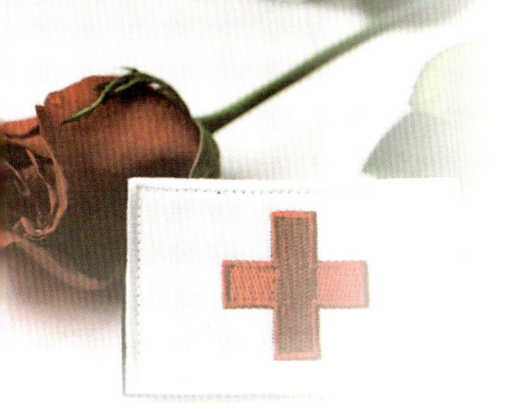

第十三章
分娩时刻

先来给大家描述下我本人的生产经历吧。了解每一步发展的程序、细节、大致感受，可以降低自身对分娩的恐惧感。俗话说有备无患，这种心理准备是有助于生产的。

我当时一直是一个人，肚子到后期一天比一天大，心理负担也越来越重。朋友担忧地告诫我，不出事则已，出了事就是大事。所以我的手机一定是24小时满电，孩子爸爸包括其他家人因为工作原因都在异地，但只要打个电话20分钟内马上就可以有亲人朋友到身边帮助我。单位也没有安排繁重的工作，我一直上班到生产前1周。那天爸爸过来看我，忽然警觉地说道：你不能再上班了，小孩应该入盆了，赶紧准备待产吧。那两天胃口大开的我终于晓得这是发动前兆。在最后一个星期，孩子父亲请到了陪护假，和大姑姐一起从新疆飞回来陪我待产。

在预产期过了1周之后，还是没有任何动静。因为是高龄妊娠，为了安全起见打算剖宫产，安排住院待产。住院那一天，大包小包各种采买，跑了几遍楼上楼下，刚打理好床铺，医院清完家属，气喘吁吁的我忽然感觉不对劲，上了个洗手间发现见红了。我想起好几个同学过了预产期一直不发动，医生让去爬楼梯的典故，不得不说，运动果然有效。我开始惊慌地给家里人打电话，淡定的护士告诉我，你才刚刚见红，继续观察，如果有破水或者其他异常再摁铃叫我们。我当晚10点钟开始见红，见红之后没一会就开始间隔半小时1次的宫缩。每次宫缩的时间持续两三分钟，宫缩的时间里整个人是疼到蒙圈的。每个人对疼痛的耐受力不同，这种我尚能忍受的宫缩一直延续到第2天我进产房之前。

整个产程里最考验人、最折磨人的部分就是宫缩。从半个小时1次，变成15分钟1次、10分钟1次、5分钟1次。每次看着表到时间了，宫缩就准时启动。在这之前，我已经见过很多女性临盆的状态和宫缩的反应：我看到过弟妹宫缩时候几乎把护栏软包攥出深深的手印，看到过朋友痛到揪下自己的头发。我坦言，宫缩的痛确实是那种让人丧失理智的痛，除了你的潜意识还在，其他一切都是空白。但是这还远远没到让人几近崩溃的时刻。这段有规律的宫缩大概持续了8个小时。在一段时间疼痛之后，我发现了可以减缓疼痛的方法，就是坐在陪护床上身体有节奏前后晃动摩擦下体的动作，可以在很大程度上缓解疼痛。这个动作也得到了医生的肯定，说有助于宫口打开。这个动作其实和颠导乐球的原理比较接近了。

　　好不容易熬到了第2天早上大夫查房。很多女性都非常恐惧内检的环节，因为大夫要把整个手伸进去。而因为有前期会阴按摩的基础，大夫内检我倒是没有明显痛感。大夫一边探查一边问，"你还是坚持要剖吗？宫口已经开了。""虽然有点窄，但是你的宫颈条件真的很好，宫颈很软，而且阴道弹性也很好，你的情况还到不了非剖不可的程度，我对你很有信心。我们要不要试一试？"大夫的鼓励给了我莫大的信心。当时已经开到2指，上午10点大夫让人把我推进了待产室。宝妈们一定要在进待产室之前把待产的东西准备好（图13-1）。

　　进了待产室之后，给我上了胎监。大夫过来看了好几次，每次都摇头道："这宫缩不行"。后来给我加了催产素促进宫缩。从这个时候开始，那种剧烈的、无休止的、翻江倒海一样的宫缩就开始了，那种持续1秒都让人无法忍受的受刑感足以瞬间把你吞噬。痛到无法说话、无法有任何动作，只有昏天黑地、睁不开眼的绝望。此时，我听到隔壁床女孩痛苦的叫声几乎要划破天际。她被扶到产房后，不一会儿就有婴儿响亮的哭声传来。多美好的声音！我身在炼狱，听到这样美好的声音忍不住掉下眼泪。我看了看表，下午1点整。从前天晚上见红到现在，已经疼了12个小时了。我给自己打气，问护士："我可以颠球吗？"护士说："完全可以，我扶你下来。"

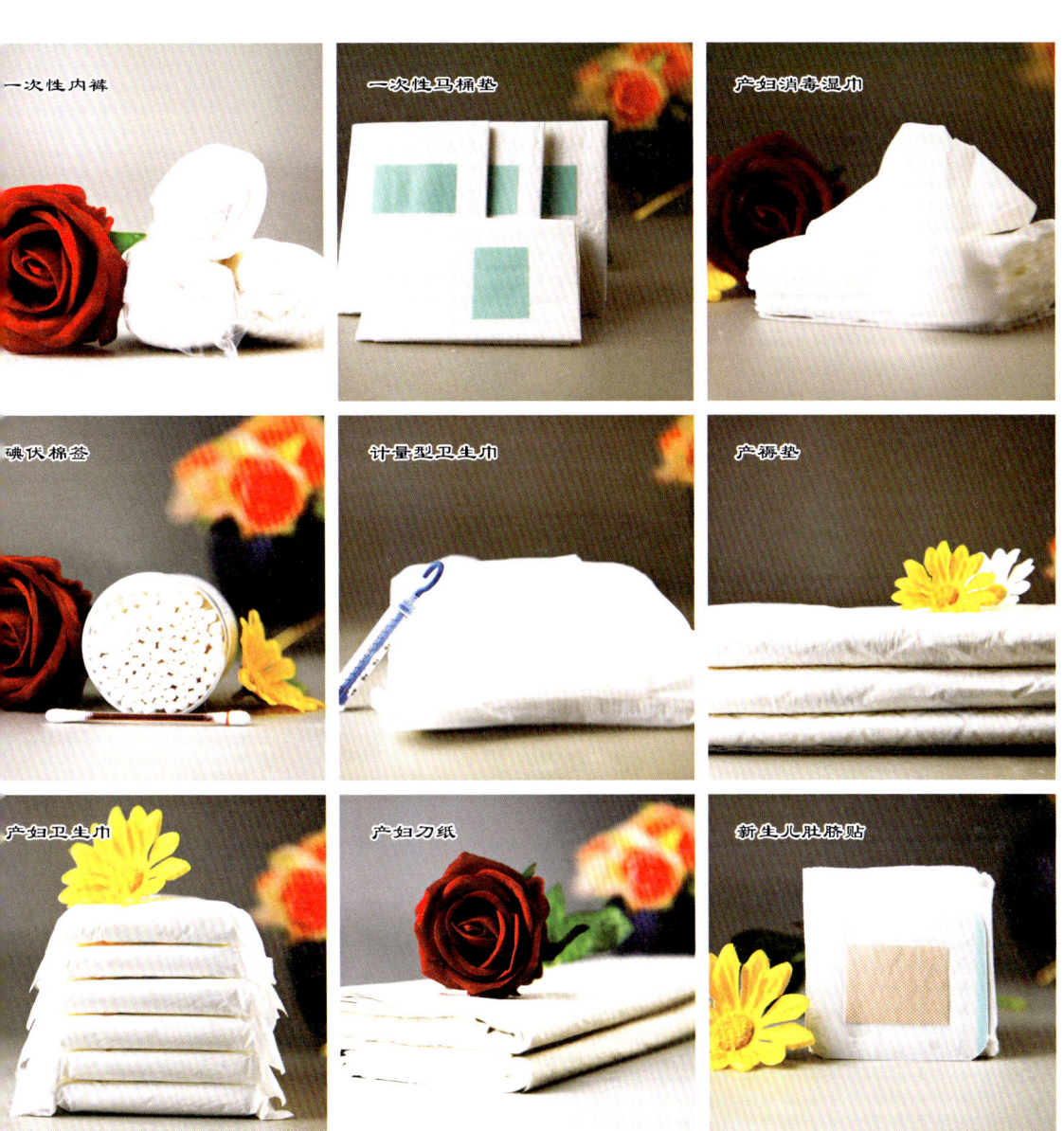

图13-1　部分待产用品（仅供参考）

产房的护士十分耐心，知道我已经痛到不能自持还坚持颠球，对我格外赞赏，使劲帮我按摩后腰。按摩后腰和颠导乐球都可以在一定程度上缓解疼痛，还可以分散注意力。我这样又坚持了几个小时，直到上了层级的剧痛开始搅袭我的五脏六腑，几乎让我奄奄一息。大夫内检，我已经开到了6指。打无痛的大夫来了，娴熟淡定的大夫一字一句非常清楚地给我指挥姿势："侧身，双手去抱腿，要把你的身体蜷得和小虾米一样，尽最大可能把脊柱的弧线暴露出来。"打无痛针的时候我已经对针没有什么感觉，但是大着肚子蜷着身子的这个动作实在是太压迫了，难过到我不想去回忆。打了无痛之后，我好像消停了些，护士告诉我赶紧休息一会儿保持体力。

不知道我睡了多久，无痛是有效的，但是绝对不可能有效到让你无感的程度。

一会我听到一个声音："要不你去把尿一排，可以为宝宝出来腾点地方。"我拖着胎监、心监，还有手上的液体，满身管线，步履蹒跚地走去洗手间，使了吃奶的劲还是各种疼痛交织在一起，一滴也尿不出来。躺在床上大夫给我插尿管的时候，我已经痛苦到没有什么知觉了。

不知道什么时候主治大夫来了，他和几个助产士帮我内检。我能感觉到大夫熟练而轻巧的一个动作，忽然哗的一下我的羊水破开了。我晕眩中感到了一阵暖流，拼着最后一点劲想听大夫们在议论什么。"羊水污染了。""嗯，是。""差不多开全了，我看也就半个小时吧。"我最后的考验终于到来了。

胸口好像压着千斤重的石块、腹部好像进了搅拌机，双眼已经迷离到看不清东西，但是拼命想抓住这束光来救我离开这个人间炼狱的感觉，那种排山倒海一样的宫缩已经超出了我这个羸弱身体所能承受的极限，我的血压飙高了。护士不停地和我说话，反复地给我量血压，问我口里在念叨什么。这个时候，我有了很强的传说中的排便感，不由自主地想使劲，我自己重复了好几次这个动作。

这个时候我听到护士叫了起来："呀，马上出来了。这是头发。走，进产房了。"我被几个护士扶进产房，躺在了产床上。大夫清晰地告诉我："你一定要听我指挥，我给你说的时候你使长劲，不要使猛劲。"我憋得满头青筋，频频点头。"慢慢慢……"

我全神贯注地配合着大夫的每一个指令。终于在某个大家屏息的瞬间，她终于出来了。我看到了一个小小的雪白身体被护士稳稳地捧着从我眼前掠过，清清楚楚地听到大夫说道："3千克，女孩。一切正常。"助产士把孩子抱到我的视线范围内,我看着她,一头乌发,终于是没有随我。"一点伤口也没有,阴道黏膜也没破,完美。""进产房7分钟就生下来了!"

前一天晚上10点见红,10点30分开始宫缩,一直到第2天下午6点生,差不多20个小时,没有侧切、没有撕裂,零伤口。

如果让我评价分娩的疼痛,我觉得"人间炼狱"这4个字就很贴切。如果这个疼痛是人类所能忍受的极致,那么这个疼痛的尽头也是人类幸福的极致。没有人间炼狱,哪有人间天堂?我的人生,就此完整:我当妈妈了。

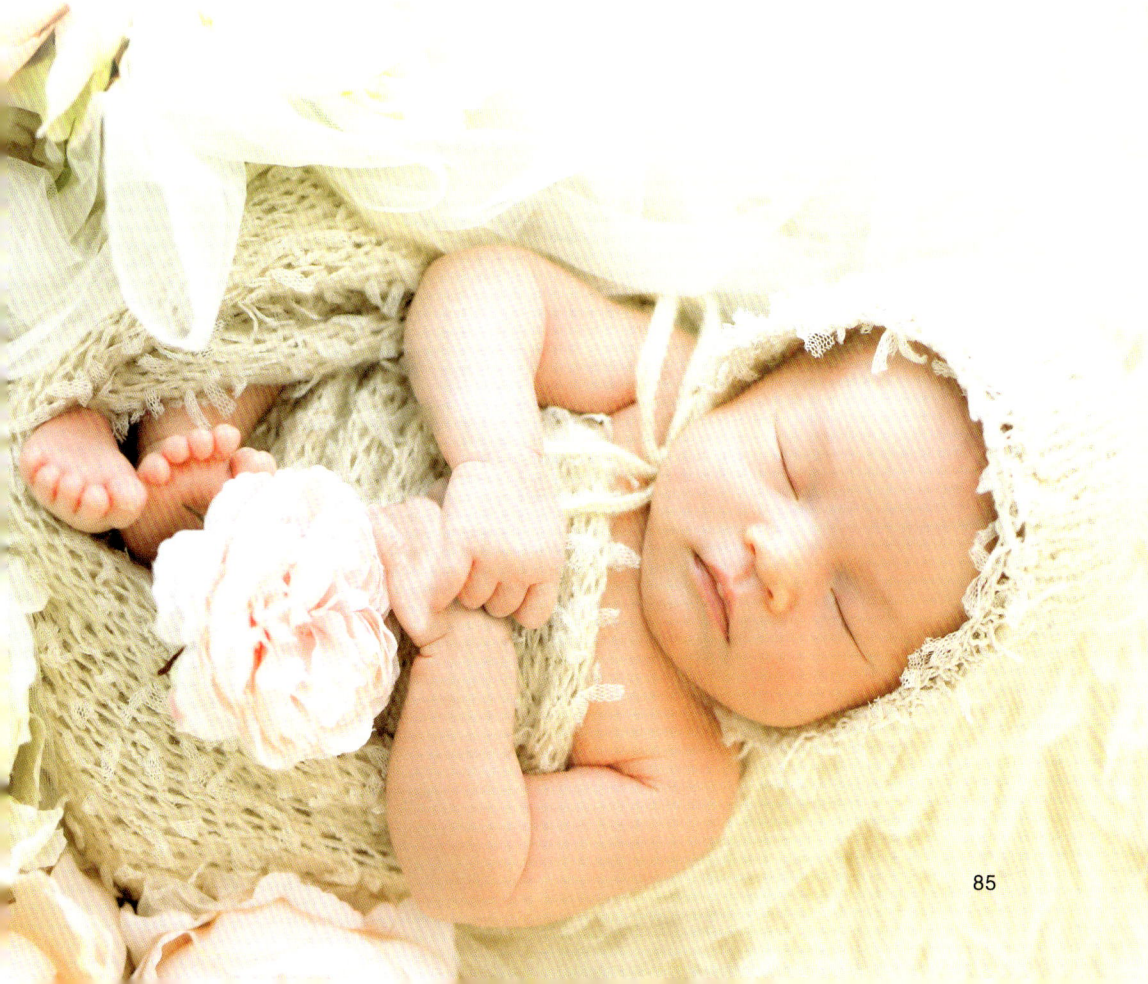

结合生产经历,我们来总结几个典型的分娩信号:

一、胎儿入盆

孕晚期后,胎儿以头朝下、臀朝上、全身蜷缩的方式,下降到骨盆腔。胎儿大约在孕36周时入盆,胎儿入盆后,意味着胎位相对固定。大部分孕妇会觉得胃部比较轻松,饭量增加,呼吸也比较轻快,

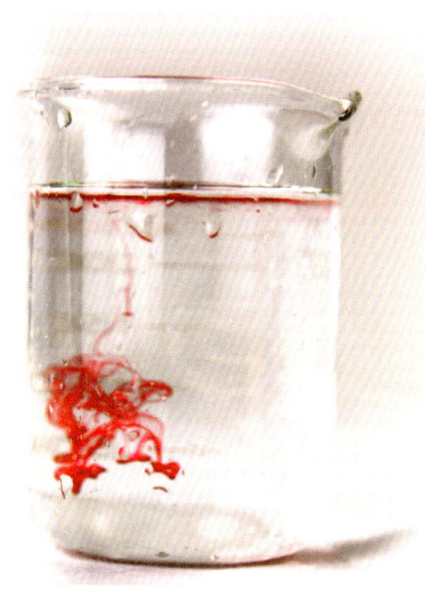

这是胎儿入盆、宫底下降导致的。因为孕9月左右,子宫底处于孕期最高点,而入盆后,子宫底便会回归到孕8月的高度。还有一些准妈妈会感觉到小腹下坠,下体胀痛。入盆后,庞大的子宫进一步压迫膀胱,准妈妈时常想要排尿。有些准妈妈还会感到一阵阵类似痛经的感觉,其实这是明显的宫缩现象。如果宝宝入盆后出现了规律性的痛感,就需要立即去医院准备生产。

二、关于见红

见红是分娩即将开始比较可靠的征象。大多数孕妇在临产前24~48小时内(少数1周内),因宫颈内口附近的胎膜与该处的子宫壁剥离,毛细血管破裂,有少量出血并与宫颈管内黏液栓相混,经阴道排出,称为见红。一旦出现上述征象,预示着临产即将开始。一般来说,产前检查正常,平时又无异常情况,到了预产期,并曾有过不规律宫缩,这时如果发现阴道流出血性黏液,均是临产前的可靠征兆。真正进入临产状态会出现规律且逐渐增强的子宫收缩,这样的宫缩一般会持续30秒,中间间隔5~6分钟,内诊会出现宫颈管逐渐消失,宫颈口逐渐扩张,胎儿先露部会逐渐下降。若阴道出血量较多,超过月经量,不应认为是分娩先兆,而是关联某些妊娠晚期出血性疾病,如前

置胎盘、胎盘早剥等疾病，需紧急就医。

三、关于破水

破水，是指羊膜破裂羊水流出的现象。正常情况下，破水发生于第一产程宫口近开全或开全时，也就是生的时候。随着宫缩持续增强，当羊膜腔内压力增加到一定程度时，胎膜自然破裂，羊水流出同时伴随分娩。有时破膜会发生于临产之前，称为胎膜早破。胎膜早破有引发早产、脐带脱垂、胎儿窘迫和新生儿呼吸窘迫综合征、孕产妇及胎儿感染的危险。一般正常破膜为分娩的正常过程，液体为无色透明状，像水一样，可明显感觉到流出的液体不受控制，量多时呈温热感；量少时感觉有些湿，即使收缩阴道也无法将其控制。羊膜破水是最直接的临产征兆，破水后，胎儿随时可能出生，失去羊水保护的胎儿容易发生缺氧，因而准妈妈一旦破水应立即平卧马上前往医生待产。还有一种特殊情况就是高位破水，因为有时候量比较小，容易被忽视。建议每位临产的宝妈都在家里自备羊水检测试纸（图13-2），因为羊水是碱性的，如果试纸颜色变成深绿色，说明是破水。请一定要平卧或者侧卧，臀部垫高防止羊水不断流出，家属第一时间送其去医院。

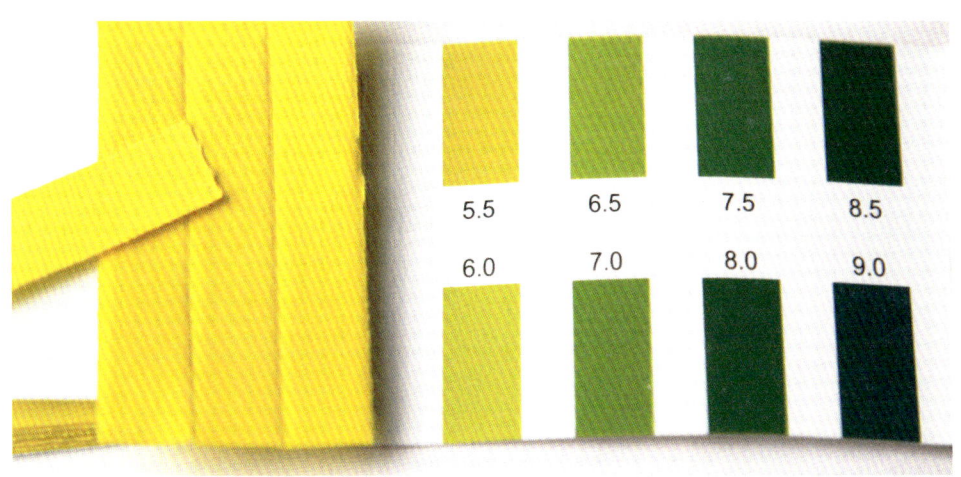

图13-2　　羊水检测试纸

四、其他信号

临近分娩时,母体子宫颈管张开,阴道的分泌物明显增多,这些呈现透明或者是白色黏稠状的分泌物也就成了临产前的征兆。大家一定要把阴道分泌物和羊水区别开来。临产之际,胎动也会发生变化。正常情况下,胎动一般每12小时大于30次,特别是在32周之后,胎动会更加频繁。但是临近分娩时,胎动次数会减少,这是因为胎头入骨盆,位置比较固定,加上无规律宫缩影响了胎儿的活动。如果到了临产前,胎动还非常频繁,则要引起注意,可能是胎儿缺氧的表现,需要及时就医。

小贴士: 拉玛泽呼吸法有用吗?

在宫缩开始到生产的整个过程中,呼吸是一个很重要的环节。掌握正确的呼吸方法对于缓解宫缩疼痛、正确施力加快产程都是很有帮助的。采用这个方法可以让产妇在经历分娩的阵痛时,有效把注意力转移到呼吸上来,进一步放松肌肉,在宫缩和分娩过程中保持镇定,加快顺利生产。简单来说就是:先深吸一口气,然后按照1、2、3、4稍快的节拍浅吐气,然后再大口吐出所有的气,循环往复。在生产前稍加练习,上了战场,这也是我们获得最终胜利的武器之一。可以通过呼吸有效缓解疼痛并促进生产力。这个方法也需要在专业医师的允许和指导下进行。如果有其他伤病、内科疾病、高危妊娠的情况,是不适合采用这种方法的。

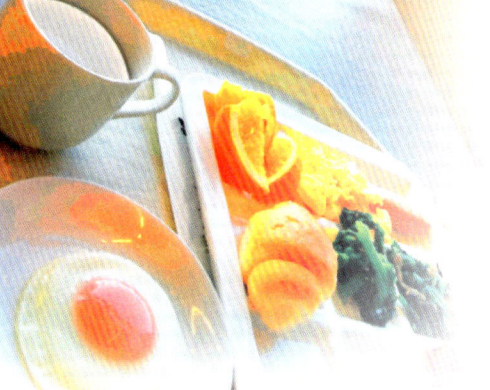

第十四章
坐好月子

　　坐月子是中国人几千年传承下来的习俗。产后女性需要6周时间，使盆腔内子宫等脏器逐渐恢复到非孕时状态。在这6周时间里，子宫慢慢缩小，阴道流血逐渐停止，宫颈管缩紧，女性身体逐渐得到恢复。无论是传统习俗还是传统中医，对女性产后调理都是相当重视的，认为这是女性的第2次重生。如果调养恢复好，甚至可以治愈原有身体疾病，让气血更加充足、身体更加健康。产后，产妇元气损耗、气血两脱，恶露需要一段时间才能排泄干净，如果养护不好造成血瘀、恶露不畅，淤血留滞会导致妇科疾病；也可能因为外感风寒湿三邪，经络关节气血运行受阻，瘀滞而产生各种长期筋骨痛。如果是顺产的话，坐月子需要56天才算满月，在这过程当中主要是通过流汗的方式排除多余血容量，所以会大量出虚汗。剖宫产需要恢复时间更长，中医里说伤筋动骨100天。整体来讲，无论是顺产还是剖宫产，无论是中医还是西医，百天时间内的保养和防护，都是极为安全妥帖的产后恢复要求，一定要引起产妇和家属的高度重视。

　　大多数西方人没有坐月子的概念，最主要的一个原因是东西方人的体质差异很大。西方人当中，无论是生活在寒带的白色人种还是生活在赤道的黑色人种，他们的骨骼都相对高大粗犷，白种人体毛很重、黑色人种毛孔粗大，这是人类进化过程中因为自然环境和饮食习惯而形成的适应人种特点的直接体现。西方人的饮食习惯多以肉食和粗加工食物为主，他们的消化系统和生发代谢也有助于他们散发体内我国传统中医所谓的火气和湿热。东方人，遵循是以农耕文明为代表、五谷杂粮为主的饮食结构，亚洲人普遍体毛较轻，整体骨象纤秀，毛孔细腻，消化代谢较西方人偏弱。东方人体质相对西方的生发性而言比较内敛、易感、偏寒凉，基于此，我们应该与时俱进、客观看待坐月子当中的观念差异问题。现在，仍有一些产妇因为月子捂出中暑，或者不清洁身体而导致细菌感染的情况存在。这是因为随着时代发展，生活条件的改善，还没有能够完全和传统习俗正确融合导致的。根据传统说法，产妇生产完后骨节打开，整个筋骨呈现开放松弛的状态，这个时候"风寒湿"三邪一旦侵入，随着月子结束，骨盆和筋骨闭合，寒邪会滞留体内，造成所谓的月子病。在过去很长的时间里，国人生活在开放式院落的居住环境，厨卫都在客卧之外，而且室内没有上下水设施，洗澡沐浴极为不便。关于卫生间和厨房革命也就是近半个多世纪的事情。现在我们的居住环境基本恒温，足不出户冷热水，只要把握不受风、受寒、受力、受凉这几个大的原则，就可以在一定程度上调整我们对传统月子中一些不符时代的要求。比如：顺产后伤口恢复正常的情况下，经医生许可可以洗澡，而且适度清洁可以防止细菌感染、预防炎症；产后可以待在空调房，但是要给空调加挡风板，确保空调不会对人直吹（图14-1），室内温度不宜低于26℃（图14-2）。那种不采用任何降温手段、一天到晚闭门关窗任由产妇大汗淋漓而不进行清洁的做法显然是不可取的。也可以采取让产妇腾挪然后给房间通风降温的方法。只要把握基本原则，就不会有各种因为温度、清洁困扰带给我们的种种不适。

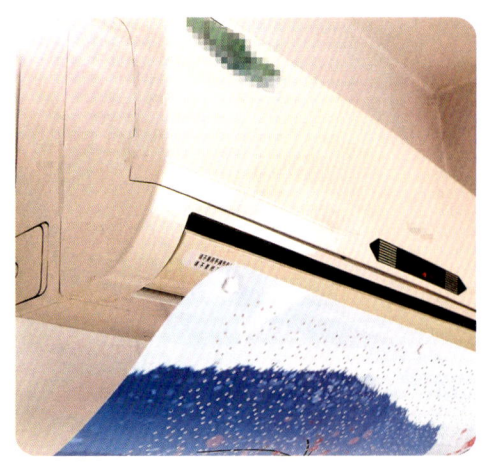

图14-1　空调加装挡风板

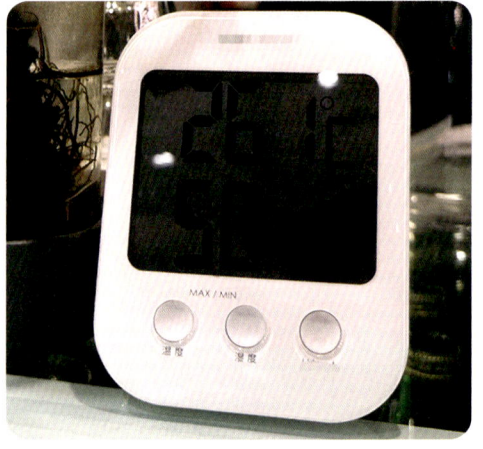

图14-2　强化温度湿度监测

去月子会所还是请月嫂，是每个临产的宝妈都会纠结的问题。其实这个问题说来也简单，必须结合自身实际：如果是家里人数足够多，并且有熟悉的医生的情况下，可以请月嫂；家里人手不够，产妇初产没有任何经验的情况下，建议去月子中心（图14-3）。但是月子中心的选择是需要花时间做一些了解和功课的。

我周围的宝妈中，选择月子中心和月嫂的各占一半，各有其特点。挑选月子中心最重要的一点就是看它的医资，成规模体系的月子中心有专家团队，包括儿科医生、妇产医生、中医等，对月子里的常见病可以及时应对处理或者辅助就医，这个问题比月子里多吃一口饭或者少喝一口汤重要多了。比如说月子因为堵奶造成的乳腺炎、侧切伤口处理不专业导致炎症、因为孩子脐带消毒不正确导致感染、新生

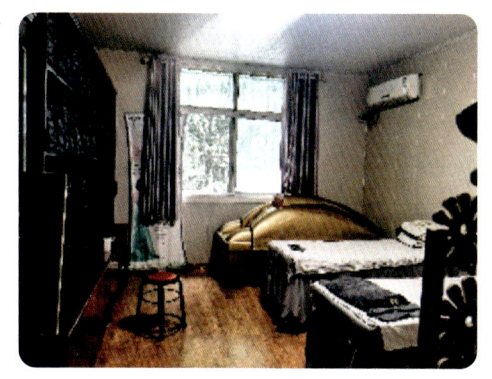
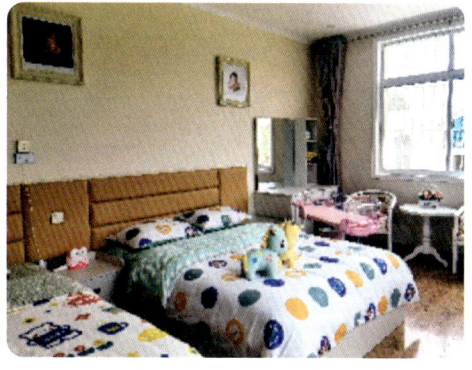
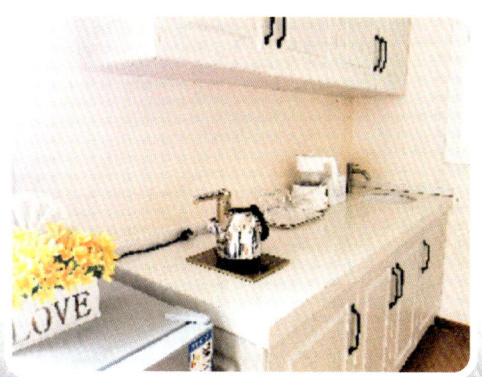
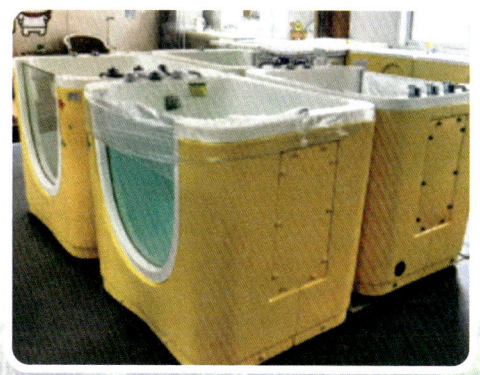

图14-3　　一所位于二线城市景区附近的月子中心

儿病理性黄疸没有得到及时诊治，等等。如果因为没有专业医务指导贻误了病情，后果非常严重。但是，如果家里有一定医疗背景，有可以关照的医生亲属，这种情况下大可以选择月嫂。一个有经验的贴心月嫂，可以全天担负起无休止的喂奶拍嗝等重复劳动，家人再辅助家务，也可以水行磨转。

  近年来，一线城市出现了很多天价月子中心。出入千万豪车接送，房间规模类似五星级酒店总统套，几万或几十万床品，房间内随便一个单品都价格不菲，月子餐里会配有名贵食材、各类名目繁多的保健调理让人眼花缭乱，价格达到一二百万。这些天价月子中心已经脱离性价比的概念，但是市场仍在的一个重要原因就是这种消费更多的是一种圈子和购买力的象征。对此我们要予以正确理解，并且力所能及结合实际作出选择，完全不需要突破自身经济实力去勉强一个不适配消费而产生任何心理波动。有一个幽默的妇产医生回答过一个关于孕妇有没有必要吃燕窝的问题，她说燕窝中只含有1种必需氨基酸、3种条件性必需氨基酸，主要成分是蛋白质和碳水化合物，其口感不如银耳，营养价值不如鸡蛋。但是孕妇也可以食用，因为可以缓解家庭矛盾。请大家不要笑，这确实是医学界对燕窝的普遍评价。我们在这里且不讨论燕窝的营养和保健价值，但是这确实也从一个侧面反映了专业医师对性价比和孕妇特殊时期心理状态重要性的基本看法。怎样坐月子是值得每一个即将迎来宝宝的家庭去思考、重视和预备的，不仅是为了产妇和婴儿的身体健康，还有一个重要方面就是通过坐月子来搞好产妇心理建设，毕竟未来漫长的哺育，对产妇心理和身体的要求更高。时间轴放在2021年：大部分二线城市，大多数月子会所价格基本是2.5万起，月嫂基本1.2万起，金牌月嫂价格2万~3万不等。月子会所的价格因为城市、地域的差别呈现出了巨大的变化，对于出了医院直奔会所的宝妈和宝宝来说，笔者认为二三百公里以内的范围都可以选择，不一定局限于一二线城市几环以内。如果按照这样的思路去选择性价比，价格可以节省40%以上。无论是选择月子会所还是请月嫂，都建议把时间最少定在2个月以上，一般计算是28天为1个月子，2个月56天。这是产妇体力有所恢复、哺乳进入平衡、宝宝适应性平稳发展的一个底线时期。加之出入会所会有很多杂物需要搬出搬进，虽然产妇不需要负担体力劳动，但是变换和奔波是绝对影响产妇静养的。如果是2个月的月子，那么各方面的准备和安排都会比较从容。

一般在产后42天，医生会要求我们对盆底肌、腹直肌分离和骨盆恢复情况进行检查，如果评估不达标，就有必要进行有关康复训练，避免出现一系列后遗症。这方面需要产妇严格遵医嘱进行检查和治疗。经过医生许可，我们也可以进行一些恢复腹直肌、盆底肌和骨盆有关操课的训练，但一定要量力而行。除此之外，要把握恢复期的禁忌事项，吃对月子，并借助一些方法让自己更好、更快地恢复到产前状态。

一、把握禁忌

1. 忌寒凉

保持室内温度为25~26℃，湿度为50%~60%，穿着纯棉质地的贴身长衣长裤、袜子和软底月子鞋，避免去室外受寒或者受风。尽量不要暴露身体部位，避免关节受到风、寒、湿的入侵。

2. 忌劳累

产后初始，必须多卧床休息，尽量不要让身体任何一个部位受力。适度走路或进行肢体活动，对于恶露的排出、筋骨及身材的恢复很有帮助。避免长时间站立或久坐而导致腰酸、背痛、腿酸、膝踝关节疼痛。

3. 勤清洁

经医生允许，可以清洁头发和身体，避免因为细菌感染而发炎。清洁注意使用相对温和的日化产品，洗头洗澡要用40℃左右的温水，洗完后迅速包裹浴袍和干发帽，并及时穿上贴身衣物，避免受风着凉。

4. 用腹带

产后收腹带是产后妈妈的必备单品，用好收腹带对于产后松弛腹肌的生理恢复、保持体形，可以起到很好的复原作用使用。具有中药功能的收腹带，对产后子宫复原、促排恶露都有很好的帮助。

5. 收骨盆

女性怀孕时因为荷尔蒙的作用使骨盆扩张，分娩时，骨盆耻骨联合被撑开，如果产后得不到及时恢复，可能出现胯部增宽、臀部松弛、屁股增大等形体变化情况，还会导致O型腿、腰痛、耻骨痛等诸多问题，选用专业优质的骨盆矫正带配合骨盆恢复动作，有利于恢复松弛的骨盆。

二、吃对月子

1. 第一阶段食谱

产后第1周（1~7天），重点目标为"排"。新妈妈刚分娩后，身体虚弱、水肿，而且会产生恶露，产后第1周的饮食应注意"活血化瘀、代谢排毒、清除恶露"。推荐以猪肝、薏仁饭作为补气养血的主食，这个时候不宜过补，鸡汤、鸽子汤等不宜多喝，不然很容易造成堵奶，恶露排泄不畅。这个阶段高蛋白的食物都是不易吸收的。

2. 第二阶段食谱

产后第2周（8~14天），重点目标为"调"。通过第1周的饮食调理，妈妈的身体会逐渐消肿、恶露渐渐排减，到了第2周，重在调理子宫、骨盆、全身松弛关节及脏器恢复，所以要"增强骨质，补肾固腰，收缩内脏"，可以多食用高钙和强腰补肾的食物。炒腰子和杜仲粉有助于缓解尾椎骨等骨疼，生化汤继续服用。

3. 第三阶段食谱

产后第3~4周（15~21天），重点目标为"补"。第3、第4周，这2周，主要开始给身体进行进补，要特别在饮食上注重"补中益气，滋养进补，催乳下奶"。可以食用鸡肉、牛肉等高蛋白肉类，配合丝瓜、黄花菜、鲫鱼豆腐汤等泌乳通乳，必要时加入黄芪、党参、大枣等补气补血。通乳的中药有通草、赤小豆、王不留行等，堵奶的产妇也可用通乳丹等中成药配合其他方法缓解堵奶（图14-4）。

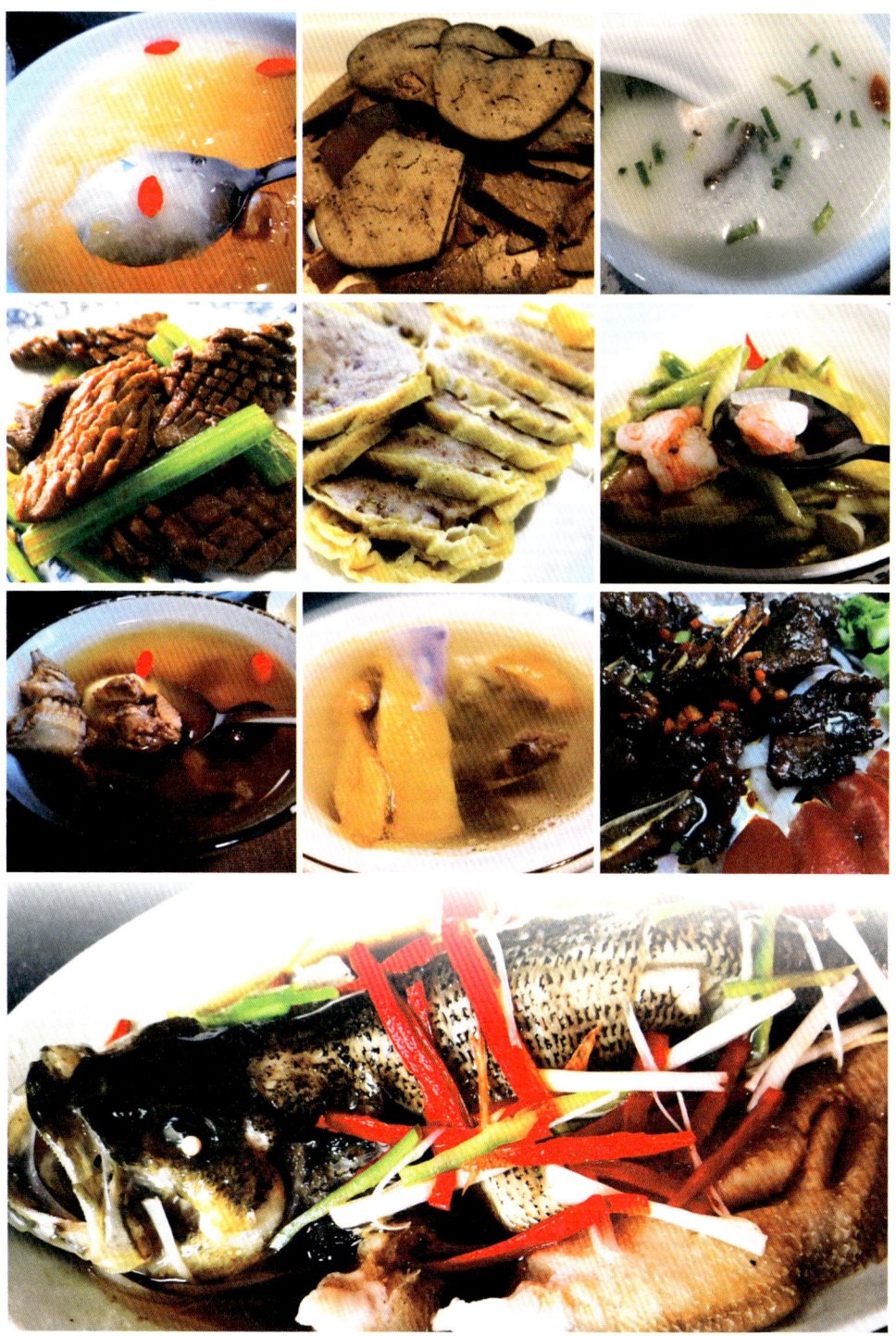

图14-4　丰富多样的月子餐

三、产后恢复

1. 生化汤

月子其实就是从生化汤开始的。因为生产或者小产后,血块和脱落的子宫内膜残留,也就是民间俗称的恶露,会随着阴道排出。如果恶露排不干净,容易积瘀在子宫内,造成宫缩疼痛,引起各类妇科疾病。生化汤的主要成分是桃仁、大枣、甘草、干姜、肉桂、桔梗、山楂等,配方大同小异(图14-5)。恶露大致分为3个阶段:血性恶露,主要是大量红细胞、坏死蜕膜及少量胎膜,持续3~5天;浆液恶露,颜色变浅,主要是坏死蜕膜组织、宫腔渗出液、宫颈黏液、少量红细胞、细菌等,持续10日左右;白色恶露,颜色较白较黏稠,含有大量白细胞、坏死蜕膜组织、表皮细胞等,持续3周左右。每个人情况不尽相同,生化汤可以伴随整个恶露期。生化汤主要在于生新与化瘀同时进行,瘀血化尽,新血重生,是产后恢复的第一步。

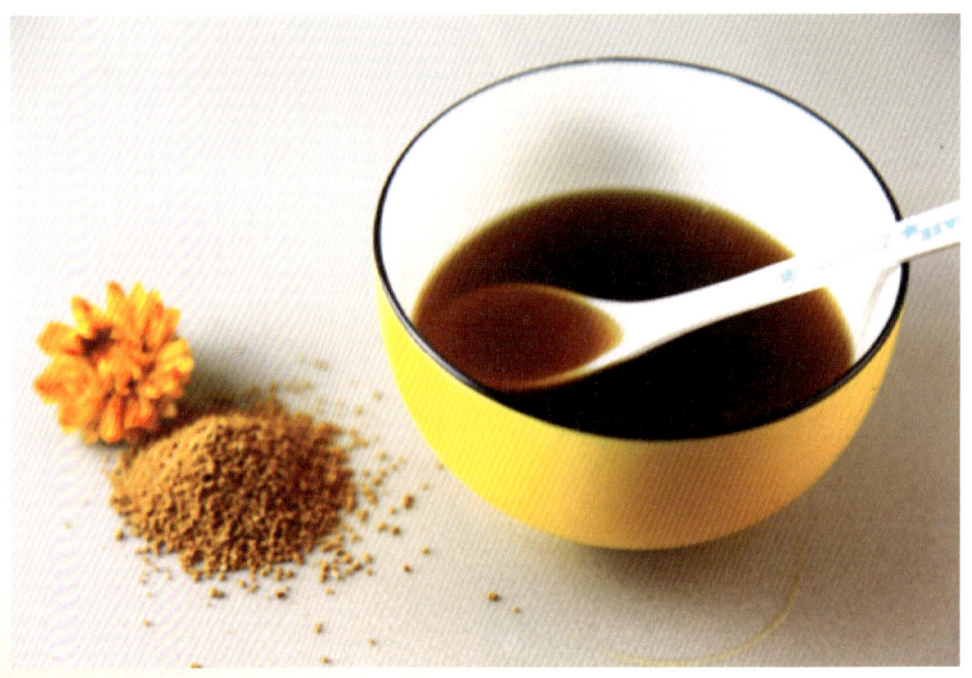

图14-5　生化颗粒生化汤

2. 足浴

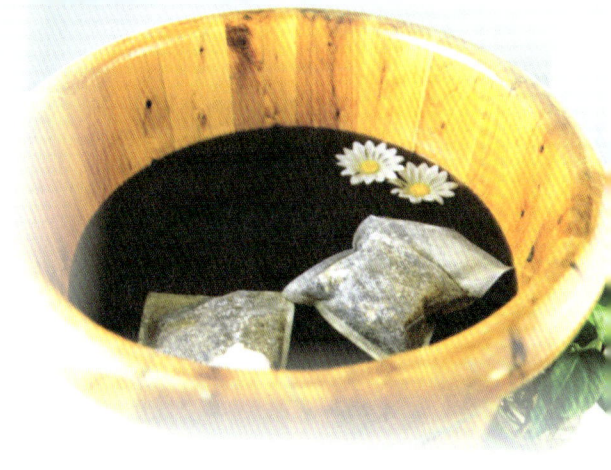

足浴可以说是中国传统保健方法里普适性最强、功效显著的民间广泛采取的养生方法，也非常适用于产妇。泡脚可以有效促进内循环，改善脏器供血。从中医经络学的角度来看，双脚是人体穴位最为密集的部位之一，有人体各脏器的反射区，泡脚时的热量和药材元素通过经络传导，可以很好地改善血液循环、温阳热体，促进新陈代谢，达到养生保健的目的。现在的足浴盆，大多带有电子恒温、指压式按摩珠、滚动按摩手法，几乎可以按摩到所有足下穴位。小腿部分的几个重要穴位如三阴交、足三里的重要性越来越受到人们重视，高筒的足浴盆也在需求中被推向市场。高筒足浴盆可以泡到整个小腿，另外会有电热装置，可以根据实际情况和安全边际选用。中药足浴比普通热水足浴的效果更加明显。现在足疗市场上的足浴包药品质量参差不齐，有很多以次充好，购买时需要加以甄别。足浴包常用的药材有艾叶、老姜、益母草、红花、青藤、党参、鸡血藤（图14-6）等，为了充分发挥药效，可以先用大锅对药包进行浸泡煮沸，再小火慢煨半个小时，待药效出劲后，置于适宜水温中进行浸泡。足浴以25~30分钟，额头稍稍出汗为宜。对产后恢复十分有益。

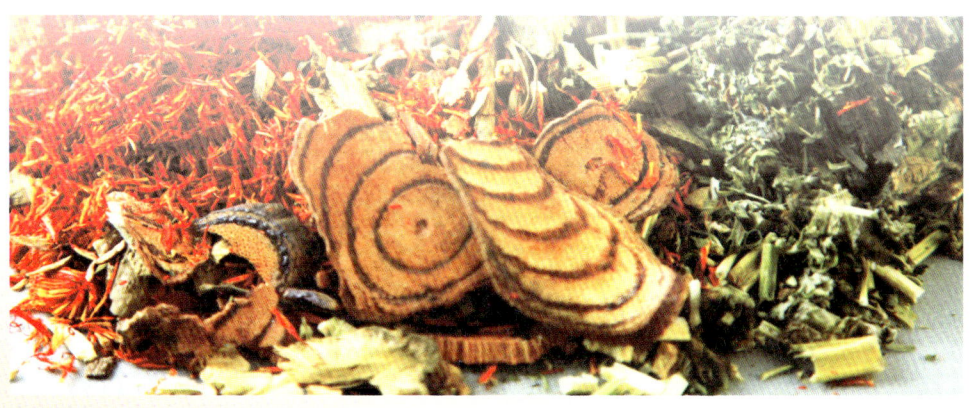

图14-6　　足浴常用中药

3. 理疗仪

无论是顺产侧切、剖宫产或者仅仅只排恶露，产后见红、红伤疼痛都是无法避免的，这时候就需要借助一定的医疗手段。很多月子中心会给产妇配红外理疗仪，很多有伤湿骨痛的病人家庭也会备有家用电磁波理疗仪。常见的理疗仪主要分为红光理疗仪和电磁波理疗仪。电磁波理疗仪一般采用TDP（特定电磁波）灯头，萃取铜铁锌钴钙碘等多种有益人体的矿物质元素，通过加热将治疗板上多种元素涂层转化为对人体有益的电磁波，主要作用于颈肩痛、腰肌劳损和风湿骨痛，达到辅助治疗的目的（图14-7）。红外线有3种光波，其中的IR-C波长的光波对人体十分有益，它可以促进血液循环，加快伤口愈合，也可以暖宫养护，尤其是在排恶露时期配合腹部搵揉，有很好的效果；对于各类关节、肌肉疼痛都有着很好的辅助医疗作用，平时也可以用于缓解痛经。这两种理疗仪针对性有所不同，须在医师的指导下使用。而且，在温暖的柔光下，产妇紧张的心情也可以得到很大程度的缓释和放松。

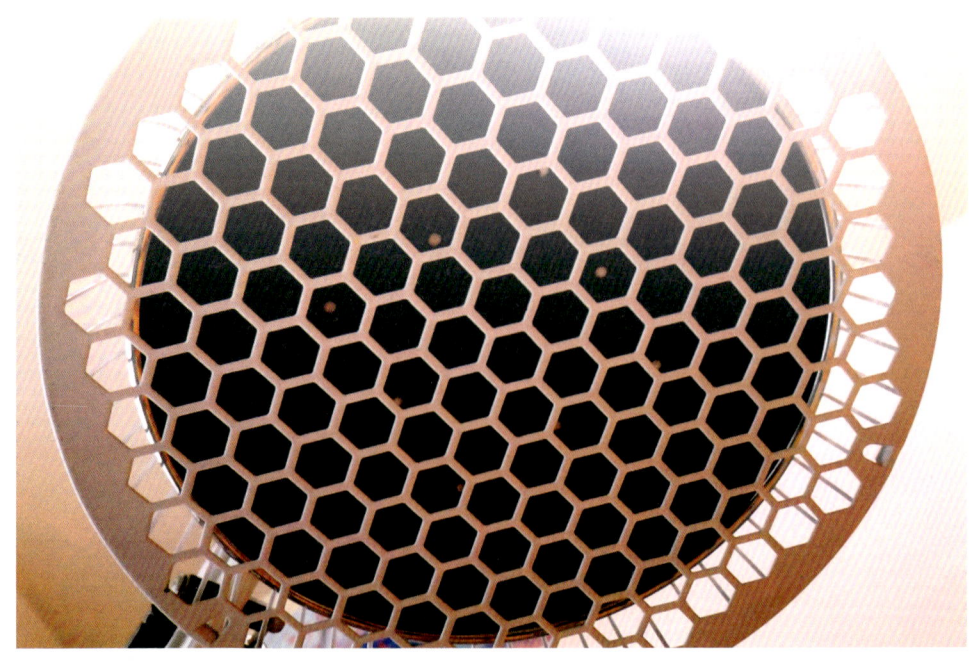

图14-7　电磁波治疗仪

4. 泥灸

传统中医药学是一所巨大的宝库，其中传统的中医保健方法对很多慢性病治疗有着不可替代的作用。最常见的包括刮痧、拔罐、针灸、艾灸等，这些大部分都需要去专业的中医诊疗机构应诊。我特别想推荐给各位宝妈的是一种功效明显、操作相对便捷、完全可以实现自助的中医保健方法——泥灸（14-8），泥灸对许多月子病都有很好的疗效，但药泥需要在专业医师药师的指导下去医院或药房购买和使用的。

泥灸的主要成分是纯中草药，添加天然火山泥、能量石粉起热导推动作用，添加天然蜂蜡，调和成泥，所以热化之后会有蜡的质感。它是以中医经络学为基础，运用内病外治、异病同治的中医理论，通过热传导和对经络的疏通，把药泥里含有的药物成分作用于人体。尤其是针对体内的风、湿、邪、滞，通过疏通经络，打通淤堵，生发气血，从而恢复肌体活力，增强免疫力，促进代谢。泥灸主要由藏红花、雪莲花、当归、川芎、鸡血藤、狗脊、杜仲、桑寄生、透骨草、伸筋草等10多种中草药粉配置，侧重于不同的病症，配方会有所区别。泥灸形状像泥，可以随意贴敷在身体部位，具有活血、抗炎、祛风除湿的多重功效，能迅速打通人体经络，将人体内的风寒湿邪驱出体外，疗效好，见效快。因为是中药外敷，对皮肤人体无副作用，是非常理想的辅助医疗保健手段。

我个人在月子中，几次堵奶，双乳疼痛，一夜之间腋下淋巴肿起，痛苦不堪。除了手法疏通之外，在医生指导下采用泥灸外敷腋下和双乳，半天即见到疗效。后来居家后每周抽时间自助采用这种方法外敷双乳和腋下淋巴。经过快1年的哺乳和泥灸保健，我再次去检查乳腺，伴随我多年的乳腺增生已经痊愈，每次例假前的乳房胀痛也几近消失。哺乳和泥灸，都是有助于乳腺疾病痊愈的，我的腱鞘炎也在泥灸的作用下基本恢复。

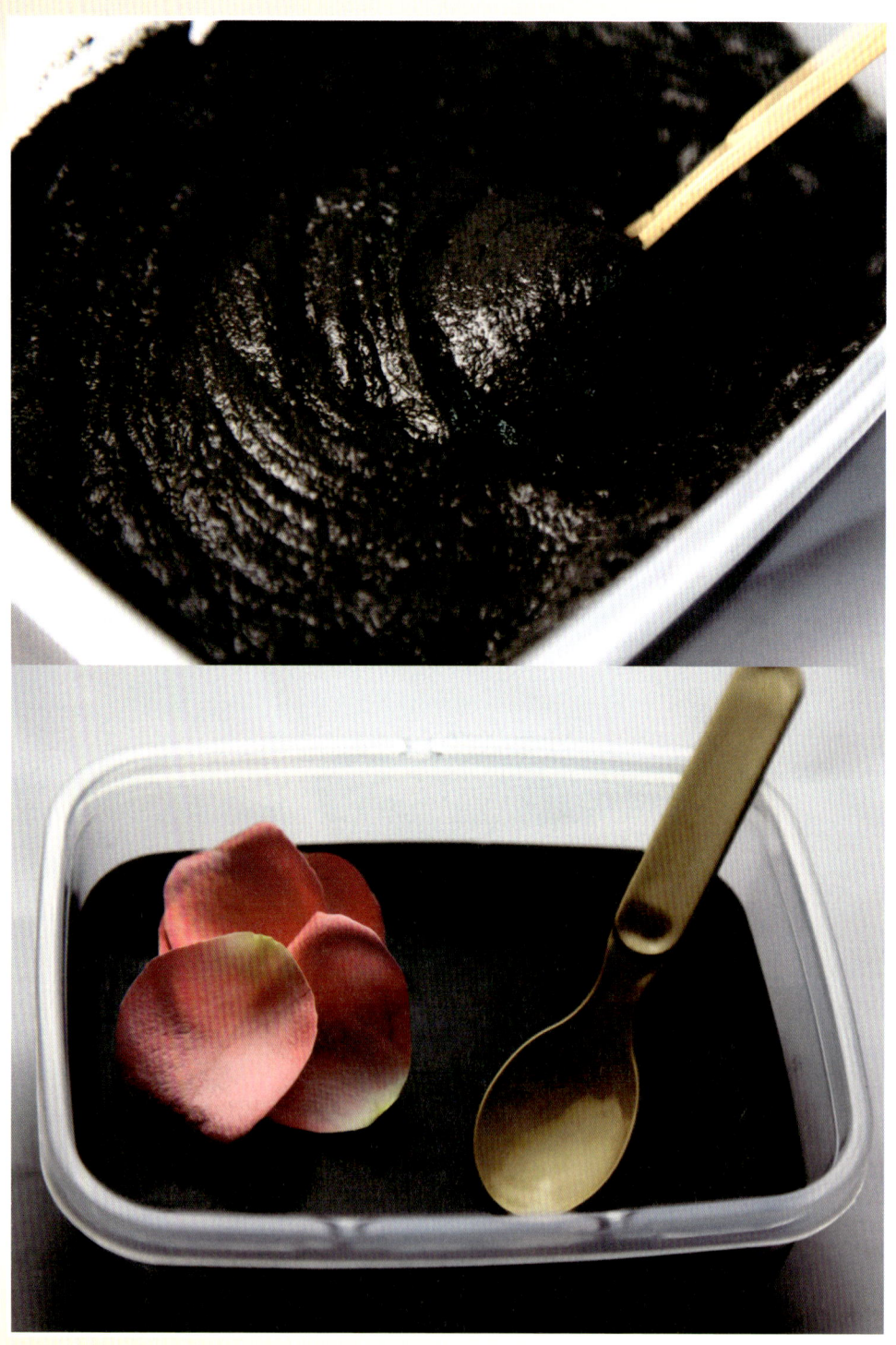

图14-8　固态泥灸及热熔后形态

泥灸相比针灸的专业性、艾灸的烟气、刮痧拔罐，自助性更强，方法更加便捷。在外敷之前，可以先用热毛巾敷于身体部位，或者配合精油按摩打开毛孔。泥灸平时是固体状，使用时经过微波炉高火加热5分钟，即可液化为温热黑色泥状，如有融化不均匀的情况，可以用药勺搅拌再次加热。出炉后温度以皮肤不灼烫为宜。用药勺盛起，敷于身体相应部位，厚涂1~2厘米左右，然后用保鲜膜覆盖或者包裹，寻找舒适姿势坐躺，辅助红光或者电磁波理疗仪持续加热，以增强泥灸里的药物疗效渗透，时间以45分钟为宜。敷完泥灸之后注意敷完后覆盖保暖，切不可受风受寒，24小时后才可沐浴，真正的中草药泥灸，其主要成分为中草药，打开能闻到一股明显的中药味，里面中药成分大于泥的成分，药效热效俱佳，能真正起到养生治病作用。敷完泥灸后出水珠是正常现象，其量多少与身体寒气湿气严重程度成正比，如果水珠量大，需要多做几次加强排湿效果。泥灸适合全家人使用，中医保健，健康之道。

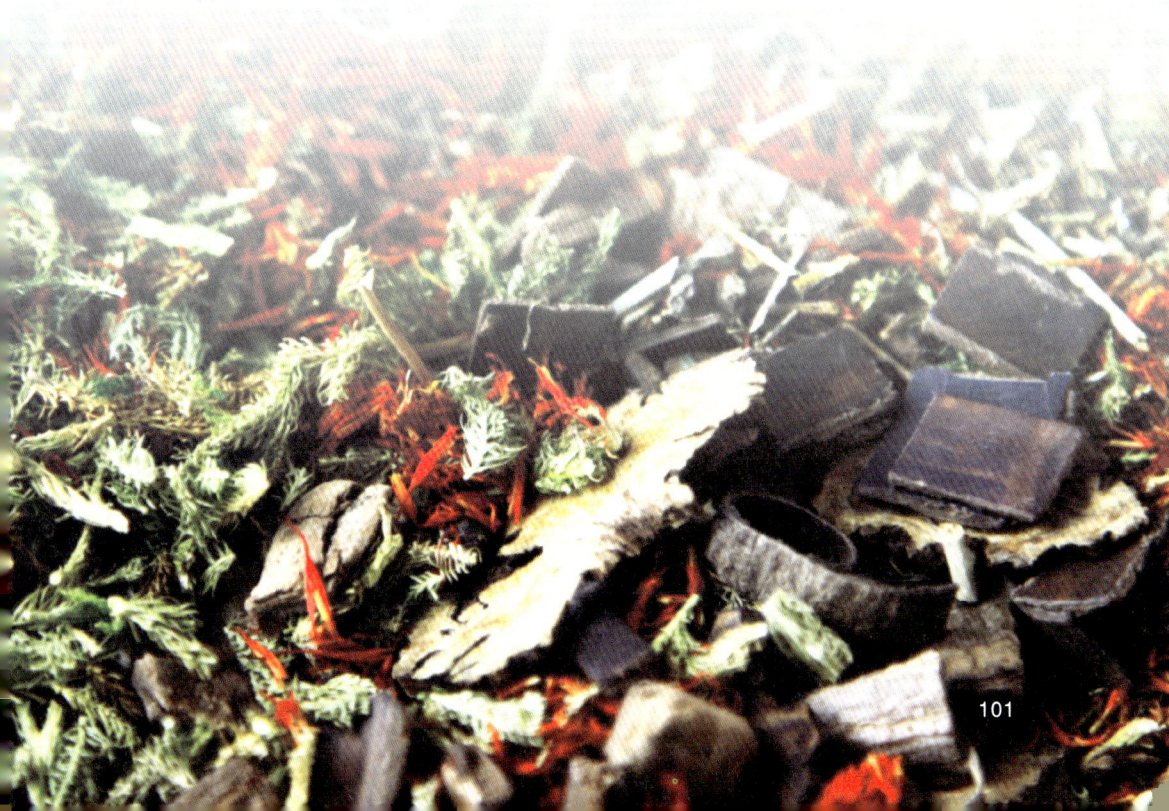

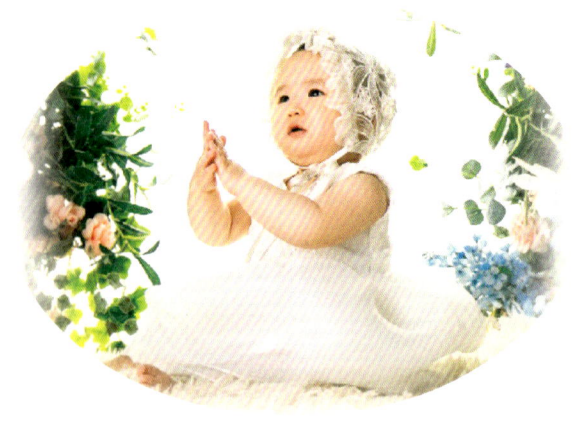

第十五章 妇幼用具

宝宝在百天后体重和身体状况比起出生的时候会有非常大的改变。1~3个月婴儿体重增长速度是一生中最快的时期，平均每日增重可达30克，至3个月体重可达6千克，为出生时体重的2倍。这个时期宝宝的身体非常较娇弱，需要借助一些产品帮助我们更好地养育宝宝。下面所列有些是短期使用，有的是长期使用，供宝妈们参考。

一、宝宝日用篇

1. 宝宝指甲磨

这是宝宝1岁之前非常重要的日常护理工具（图15-1）。平时宝宝很容易用指甲把自己面部和身体划伤，医生建议我们，给宝宝套手套的方法并不可取，因为这样会影响宝宝手部和感知力发育。宝宝专用磨甲器是电池驱动，端头磨砂盘可以置换，开启后高频振动无死角打磨，静音设计，可以在宝宝熟睡的时候帮宝宝修剪指甲，杜绝了指甲剪等锐器伤到宝宝，十分安全。

2. 日化产品

小月龄宝宝时候很容易出现湿疹、红痒等现象，除了让医生排除病理性情况之外，可适当选择一些功能性护肤产品（图15-2）。医生建议我们使用一款含角鲨烷成分的宝宝日化面霜，效果十分明显。角鲨烷和皮肤分泌的油脂相溶，并能有效形成天然的透气保护膜，搭配多种植萃修护保湿效果好，可以有效增强宝宝肌肤抵抗力，舒缓祛红。

3. 宝宝屁屁乐

小月龄宝宝每天都要排尿排便数次，每次排泄完后给宝宝做好清洁的同时，使用屁屁乐非常有必要（图15-3）。根据医生推荐，一款含有氧化锌、羊毛脂和蜂蜡的膏状屁屁乐效果很好。氧化锌这种成分可以缓释宝宝红疹、湿热等皮肤问题，增强皮肤抵御力，在宝宝皮肤上形成保护膜，隔离排泄物的刺激，还可以滋润护臀、舒缓发红的情况。注意一定要在彻底清洁后使用，否则护臀膏会锁住水分，加重红屁屁现象。

4. 喷壶

大小喷壶其实对宝宝来说是非常实用的生活工具（图15-4），尤其是宝宝刚吃完奶后排便的情况下，建议使用喷壶清洁，避免因抱起宝宝改变体位而造成吐奶的情况发生。可用干湿巾先把污渍擦干净，给宝宝身体下方垫干性棉柔巾，用喷壶接温水以喷水的方式给宝宝清洗下体。水渍会被棉性纸巾瞬间吸收，不会弄湿包被。建议待喂完奶半小时后再选择适宜时间给宝宝冲洗。

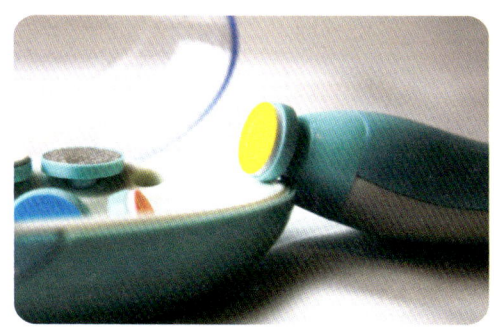

图15-1　宝宝指甲磨

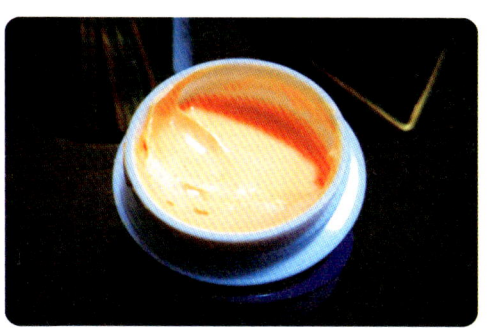

图15-2　日化产品

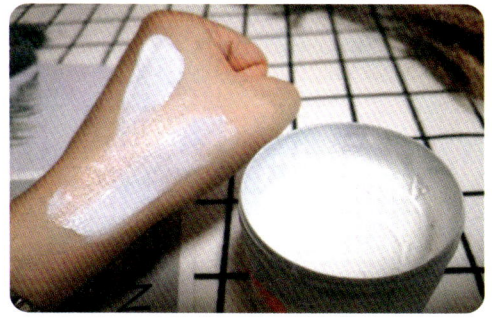

图15-3　宝宝屁屁乐

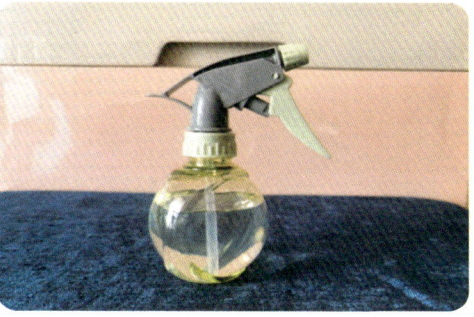

图15-4　喷壶

5. 防惊跳被

新生儿神经系统发育不完全，脱离了子宫温暖紧实的包裹，会发生身体抖动、忽然惊醒大哭等表现。惊跳被带粘扣，可以进行左右包裹，宝宝好像躺在妈妈的怀抱里，类似于在子宫内的感觉。使用防惊跳被必须在家长的严密观察下，防止包被上翻掩住宝宝面部造成危险。

6. 消毒器

一个小巧的消毒器是十分便捷的，液晶显示、温度设定，有的带有烘干功能，可自动断电，十分安全（图15-5）。同时也有暖奶、加热辅食、少量蒸煮的功效。但建议宝妈们专器专用，否则会增加清洁任务。

7. 暖奶器

暖奶最主要的是针对哺乳妈妈的冻奶或者冷藏奶。当宝宝需要喝奶的时候，经常会要得很急，暖奶器热奶其实颇费时间，长时间开机热奶也不利于奶液质量。最快的方法是：把装有奶液的瓶体或者储奶袋，直接置入普通容器盛好的50℃热水之中，一两分钟即热。冻奶所需水温和时间稍长。

8. 沥干器

宝宝使用的奶具都需要拆解进行清洗，清洗后不能封闭，否则含有水分很容易滋生细菌。沥干器（图15-6）有多个支架，奶瓶、水瓶、奶嘴可直接倒扣在沥干器上悬挂沥干，这样不易滋生细菌，干净卫生。

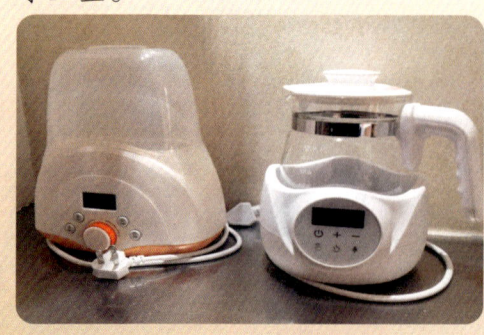

图15-5　消毒器和暖奶器

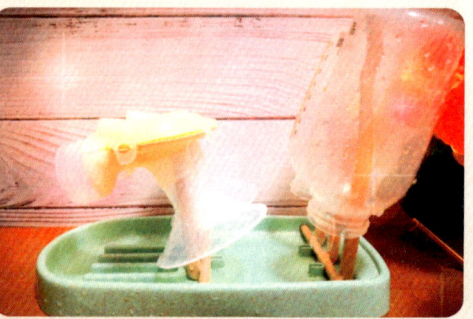

图15-6　沥干器

9. 牙胶玩具

宝宝到了出牙阶段，会经常有情绪烦躁、拒绝进食、啃咬东西的举动，啃咬不洁器具不仅容易造成细菌感染，也存在一系列安全隐患。为出牙阶段的宝宝准备各种牙胶玩具（图15-7）非常必要。直接接触宝宝口腔的牙胶玩具都有着严格的生产标准，多为安全硅胶材质，可高温水煮或蒸汽消毒；质地柔软有弹性，不会伤到宝宝牙龈，可杜绝吞食异物造成的窒息风险。

10. 吸鼻器

吸鼻器是非常重要的宝宝日用品。因为宝宝太小不会擤鼻涕，经常因为鼻涕结痂堵住鼻腔呼吸不畅，导致频繁夜醒。如果鼻腔有干痂，吸鼻器需配合盐水一起使用，喷雾之后让干痂彻底湿润，或者在宝宝洗完澡、鼻腔整个湿润的情况下，轻轻一吸即可排出（图15-8）。切记不可使劲，以免对鼻腔造成伤害。

11. 拍嗝器

经历过月子的宝妈们都深知给宝宝拍嗝是照顾小月龄宝宝最艰巨的任务之一。每次喂完奶都要给宝宝拍嗝，直到听到宝宝的嗝音，确定排出气体才能在一定程度上避免宝宝吐奶。拍嗝手法是弓手空心，从下往上轻拍宝宝背部。现在有一款拍嗝器可以推荐给宝妈们使用，硅胶材质、中空设计、凹型持握、受力均匀，可以有效促进排气，拍嗝效率高，宝宝也更加舒适（图15-9）。

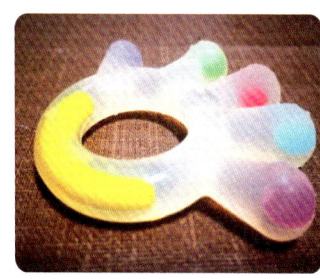
图15-7　牙胶玩具

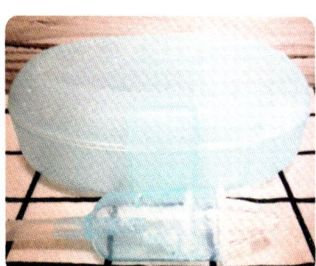
图15-8　吸鼻器

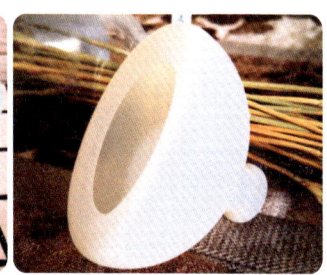
图15-9　拍嗝器

12. 奶瓶

目前市场上奶瓶最常见的材质多为PPSU塑料和硅硼酸玻璃，瓶口一般为PP材质，耐高温，不易挂壁，易冲洗，刻度清晰。给宝宝冲奶粉一定要先水后粉，充分摇匀。奶瓶容量和奶嘴孔大小一定要根据宝宝的月龄进行选择。因为宝宝每天使用奶嘴，奶嘴会老化且奶孔形态会发生改变，建议同一时期2~3个进行更替，同一只奶嘴2~3个月替换。奶嘴的设计都会有气孔，瓶内的气压发生变化后，气孔让内外气压保持平衡，可以让宝宝顺利吸吮到奶液。喂奶的时候注意气孔朝上，尽可能暴露气孔（图15-10）。很多宝妈对非玻璃材质的奶瓶有误解，认为在高温下会释放有害物质，其实正规品牌的非玻璃材质奶瓶，都经过严格实验和检验，高温消毒120℃，平时奶液温度不超过50℃，在材质承受温度范围内，且不易摔碎。非玻璃奶瓶与玻璃奶瓶各有所长，宝妈们都可以进行选择。

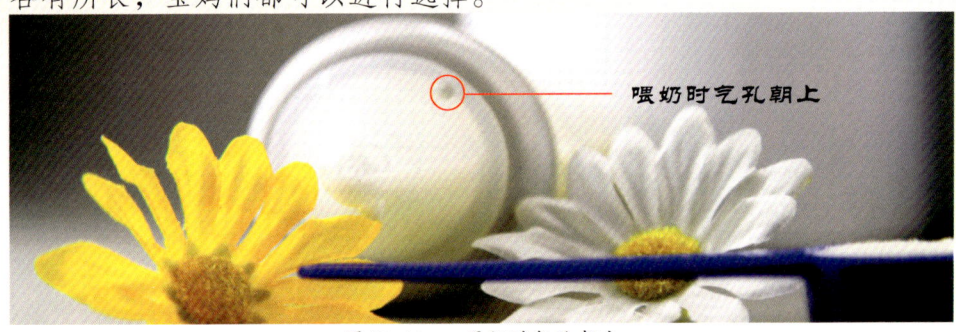

图15-10　喂奶时气孔朝上

13. 吸奶器

吸奶器是所有哺乳宝妈们的必需装备，建议宝妈们一定要选择品质好的电动产品（图15-11）。电动吸奶器主要由电源、马达、奶瓶、吸乳罩、接口、耐高温导管等部分组成，价格从几百到几千不等。建议宝妈们把产品口碑、品质、性能放在第一位，稳定性差或者力度不科学的吸奶器容易对乳房造成伤害。如果从经济角度出发，可以通过购买二手电机、自购配件等方式来解决。

图15-11　电动吸奶器

二、宝妈日用篇

1. 月子服

暴露乳房是所有月子服的必需设计，但是很多宽松的月子服无法贴防溢乳垫，行动时还会不断摩擦乳头。产褥期产妇会大量出汗，空荡荡的月子服不仅不能吸汗，也达不到保暖效果。月子服的选购要把握的几点是：弹力贴身、单层纯棉，乳房部位设计贴合人体，确保防溢乳垫不会掉落，衣服不会来回摩擦。建议大家选择外观上与普通贴身秋衣相近的月子服（图15-12），既吸汗保暖，又方便哺乳。

2. 冲洗器

使用会阴冲洗器须得到医生的认可。对于没有特殊伤情的产妇来说，这是产褥期特别常用的生活清洁工具。使用时将沸水晾温，灌入瓶内，也可以在医生指导下搭配一些药物成分，坐在马桶上挤压瓶体，液体轻带压力喷出，用流动的水进行冲洗（图15-13）。冲洗器带有弯头和直头，弯头用于产妇冲洗，直头可给宝宝冲洗。给宝宝冲洗时不局限于卫生间和洗手台的范围。

3. 吸管杯

虚弱的产妇恢复期间需要大量补充液体，吸管杯在整个产褥期对宝妈是十分必要的。这段时间里因为哺乳和身体恢复的需要产妇长时间卧床，即使是顺产宝妈也需要1~2周时间方能相对自如活动。吸管杯不打开时是封闭的，可以倾斜、横放在手边床头，抬手可得（图15-14）。也可以选购保温性质的吸管杯。产妇适宜的饮用水温是37~40℃，切忌高温和冷水。

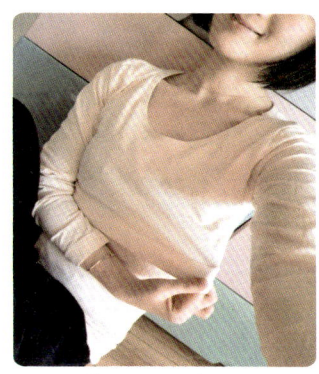

图15-12 月子服

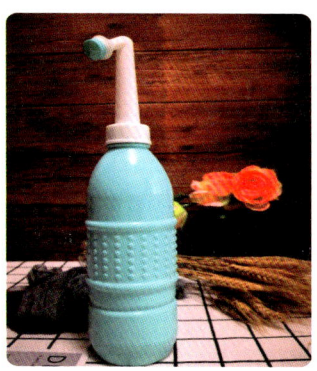

图15-13 冲洗器

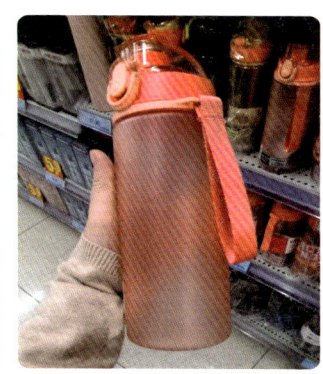

图15-14 吸管杯

三、宝宝沐浴篇

宝宝的洗澡工具大致分为1岁之前和1岁以后，主要是躺姿和坐姿的区别，下文会有具体介绍。关于日化类产品，正规渠道正规品牌的产品基本都可以购买。婴儿产品一般都是植萃、低泡、性质温和，便于冲洗，没有刺激性，正常消费即可，没有必要在这些消耗品上大费周章。宝宝半岁以后洗头帽是必备神器，它加大加宽的帽檐，避免水流入五官和耳孔。对于不能接受洗头帽的宝宝，洗头床也可以尝试。

1. 洗澡气垫

笔者根据年龄从小到大筛选出了3种洗澡用具：气垫、护栏、浴桶，完全可以帮助宝妈在相对轻松的状态下独立完成宝宝沐浴。宝宝半岁之前不能翻身，基本可以安安静静躺在气垫上。把宝宝放好，用任意物体支出斜角，一手打泡沫，一手持花洒，宝宝平躺，没有任何局促感。这个工具可以一直用到8个月左右（图15-15）。

2. 花洒

宝宝出生后建议更换一款超密超细出水孔花洒。成人平时使用的花洒水孔较大，宝宝沐浴体验感并不好，会因为水花四溅而哭闹。市面上现在有很多节水型花洒，这种花洒出水孔非常小，且水孔数量是普通花洒的数倍（图15-16）。打开龙头后，出水细密。水柱十分集中，特殊结构出水板，水压适宜，水量又比一般的少。无论是从清洁角度、体感，还是节水角度，这种花洒的优势都大于普通花洒。

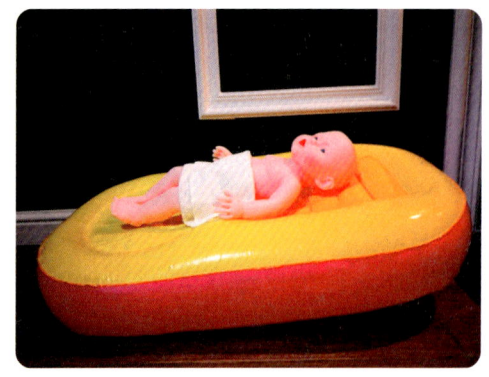

图15-15　洗澡气垫

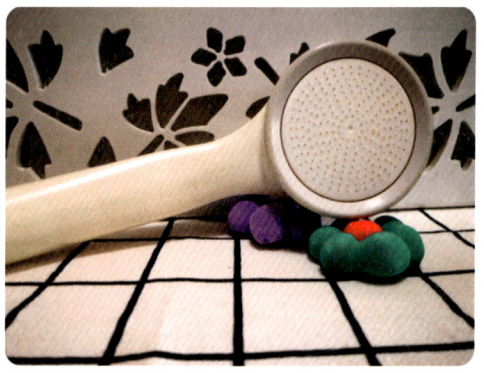

图15-16　节水型花洒

3. 洗澡护栏

这个护栏1岁半之前，有广泛用途，后来竟成为宝宝洗澡的必备神器。待8个月之后宝宝可以坐直，放在护栏当中，在完全解放妈妈双手的情况下，用花洒淋湿，然后打泡沫、清洁、冲洗，整个过程不需要任何施力（图15-17）。现在宝宝2岁了，我仍然把她放在护栏里给她冲澡。借用护栏，一个大人即可完成。

4. 浴桶

比起浴盆，宝宝1岁半之后，浴桶是非常实用的洗澡工具。宝宝坐在其中，水面达到胸部，可以满足宝宝玩水的需求。购买浴桶要注意挑选防滑材质，加装防滑坐凳或者防滑垫，确保宝宝坐在里面不会滑斜导致呛水（图15-18）。只要涉及水，家长必须寸步不离、寸目不移时刻关注宝宝，尤其是整个面部。浴桶的材质比浴缸保温效果好，沐浴过后的水可以用作二次生活清洁用水。

5. 浴袍

长袍样式、抓绒材质的宝宝浴袍是十分实用的（图15-19）。宝宝刚出水，穿衣有涩感，这个时候宽松柔软的浴袍几秒钟就可以套好，便捷保暖，一直可以到睡前。浴袍长短一般到膝盖位置，也可以当风衣来用。夏天、春秋季除了贴身的衣服之外，这个衣服可以随身携带作为早晚风衣来穿，不是风衣却胜似风衣，轻巧、透气性更好，便携且舒适。

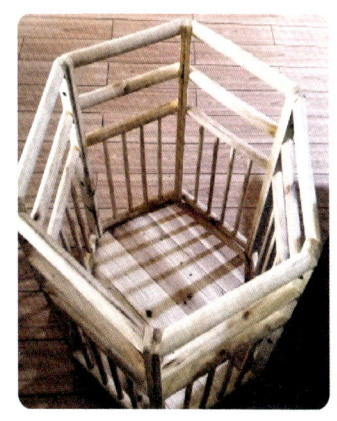
图15-17　洗澡护栏

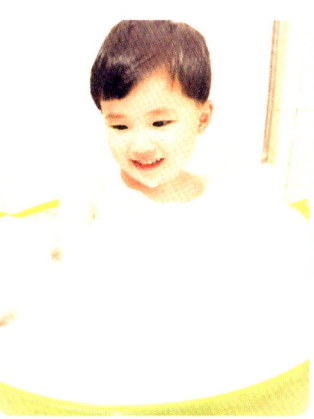
图15-18　浴桶

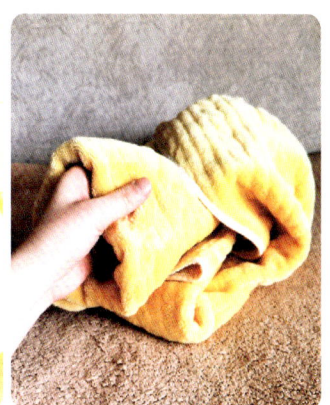
图15-19　浴袍

四、宝宝游泳篇

游泳是非常重要的幼儿体育活动之一，现在有套圈游泳、亲子游泳、宝宝自由潜泳等多种方式。游泳可以促进宝宝感官的发育，提高肺活量，有利于宝宝提高免疫力；对智力开发、促进宝宝肠胃蠕动大有好处，还能促进宝宝骨骼发育。如果带宝宝去温泉，切记去宝宝专用的低温汤池，温度以不超过39℃为宜。戏水时的宝宝在任何时候都不可以脱离大人的视线。安全性，是我们要把握的基本原则。

防水纸尿裤是家庭必备。防水纸尿裤不含防水因子，它不会像其他纸尿裤那样迅速膨胀变大。它的吸水能力有限，无法兜住大量尿液，主要是为了防止宝宝大便溢入水池。

宝宝游泳圈(图15-20)分很多种，最常见的有脖圈（0~12个月）、趴圈（3~24个月）。新生儿用脖圈比较多，半岁后的宝宝可以逐渐过渡为趴圈。我尝试过很多泳圈，但是还是建议带宝宝去专业的游泳会所，让熟练这项业务的专业人士帮助宝宝游泳。专业人士负责具体操作指导，家长全程对宝宝进行观察。在这里，我想给大家推荐一款使用时间最长的、舒适度比较高的泳圈，就是腋下圈。腋下圈使用月龄标注为8个月至3岁，实际使用时间家长可以根据宝宝发育情况进行考量。这种腋下圈更加平稳，防侧翻功能更好。它由无数个微胶囊内胆组成，免充气，扎不破，而且质量很轻，头枕处加高、手臂处凹陷，宝宝游泳时体验感更好。

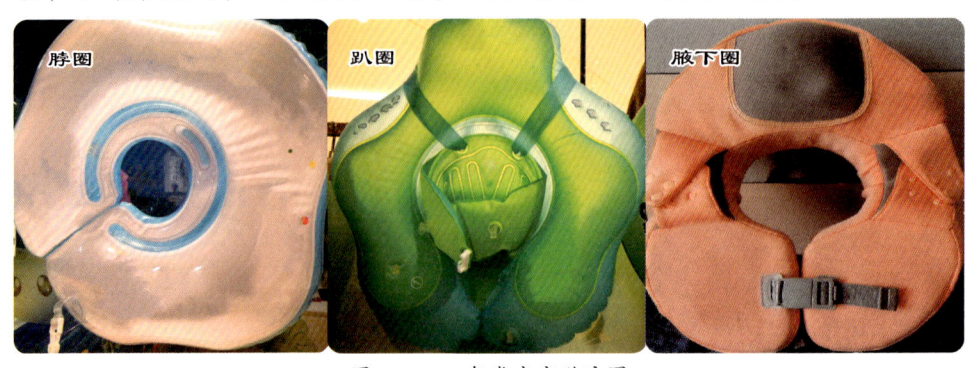

图15-20　各类宝宝游泳圈

第十六章

口粮故事

哺乳是女性在月子期间甚至是百天内最重要的事情，没有之一。对于新手宝妈来说，没有什么能比丰沛的母乳更能让人感觉幸福的了。乳汁不足的宝妈会被各种催乳、婴儿饥饿哭闹折磨得痛苦不堪。泌乳过量也是一种莫大的痛苦，它可能会引起发烧、乳房硬块、炎症等一系列急性乳腺病。但是，这些仍然影响不了我们要哺乳的决心。

为世界公认的，母乳是婴幼儿最安全、最理想的天然食物。母乳内含有碳水化合物、蛋白质、脂肪、维生素、矿物质等人体必备营养元素，乳铁蛋白、双歧因子等免疫因子，为婴儿成长提供了必需的所有营养和抗体，母乳中含有一半的脂肪，为宝宝提供身体热量，其中的蛋白质和幼细的脂肪粒，很容易被宝宝消化和吸收。免疫球蛋白可以有效预防及保护婴儿免于感染及慢性病的发生。母乳中的菌群体量十分庞大，这种微生物多样性非常有利于婴儿后天免疫系统的形成。而且婴儿在吸吮乳汁时，会接触到乳头上的需氧菌和乳腺内部存在的厌氧菌，吸吮乳汁就是促进婴儿免疫系统走向成熟的重要过程。母乳中富含促进大脑发育的牛磺酸、促进组织发育的核苷酸、增强视力的DHA（二十二碳六烯酸，俗称脑黄金）等，是宝宝成长最自然、最安全、最完整的天然食物。除此之外，哺喂母乳的亲密接触和亲子关系可刺激婴儿脑部及心智发育。

我先来给大家描述下我的哺乳经历，希望对大家有所启示。当年我母亲因为母乳不足，我和弟弟基本都是奶粉喂养长大的孩子。因为了解母乳的重要性，我想尽可能改变这个现状，在临产前经过多方考察，选定了一位催乳师并早早备好了一些催乳方法，生产完后第2天就开始催乳。民间催乳是自古就有的传统技艺，需要为产妇疏通经络，点按穴位。大部分有着乳腺增生的女性朋友，都知道催乳过程的痛苦和难过，这里我就不多加描述了。

我是生产完第2天催乳后的当天下午开始有了一点透明液体，奉若珍馐一般赶快让宝宝吸吮。很多宝妈在开始喂养宝宝的时候，会因为宝宝的口劲让娇嫩的乳房和乳头疼痛难忍。我提前2个月就开始涂抹羊脂膏并辅助一定摩擦，所以宝宝吸吮时虽然也有触电般的痛感，但是完全可以忍受，而且没有发生皲裂、破损等任何伤情，这一点是我要极力推荐给大家的。之前做过功课，知道刚出生宝宝的胃只有玻璃弹珠那么大，所以总是怕宝宝吃撑，觉得她可能没有把握自己是否饱腹的自控能力。但是吃不到母乳的宝宝从出生开始就一直哭闹，我怕撑到她，奶粉也不敢喂，到了月子中心我才发现宝宝确实是因为饥饿而哭闹。

月子会所的月嫂冲了30毫升的奶粉喂给宝宝，宝宝像饿虎扑食一样挣扎手脚伸了脖子使劲吸吮，看得我目瞪口呆。宝宝吃完后，稳稳地睡去了。我尝试挤奶，一滴一滴淌出，十分费解为什么宝宝会吃不饱。到了辅导课时间，老师给我们讲授哺乳的注意事项，我开始和其他宝妈聊天，她说每次孩子会吃20分钟左右，咕咚咕咚一直吞咽，吃饱了头一歪就睡着了。她描述的这个细节忽然引起了我的重视，因为我似乎很少听到我家宝宝吞咽的声音。于是我去这位宝妈房间看她吸奶，她说自己奶水很多，除了给孩子喂之外，还要不停地用吸奶器来吸。两侧150毫升的奶瓶，不到1分钟就吸满了。我意识到这才是一个

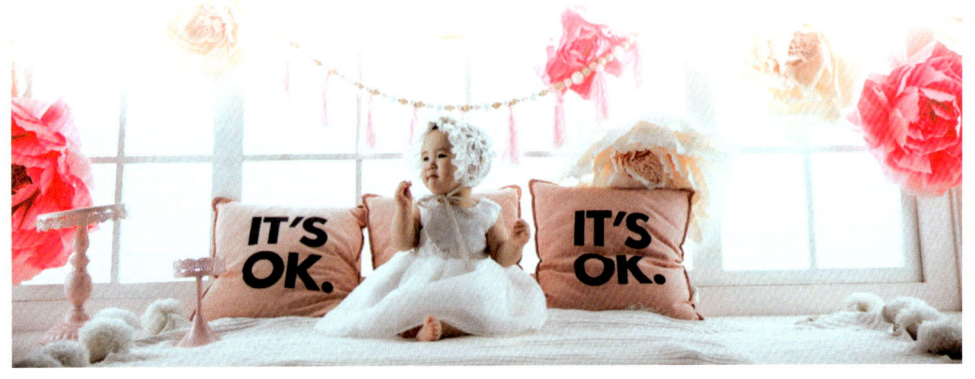

宝妈可以满足哺乳的正常奶量，终于明白我家孩子确实是整整饿了好几天，可能真的就喝到了几滴母乳而已。我又去到其他宝妈房间，发现比较安逸的宝宝其母亲奶量基本都这样。了解到是自己的问题。那一晚我等不及催乳师来，自己用手使劲按压、各种热敷。我的腱鞘炎就是这么来的，这是我得的唯一的月子病，宝妈们一定要引以为戒。

月子会所的催乳师一边帮我催乳一边告诉我，人后背肩胛骨下方是乳腺反射区，有结节就说明乳腺不通。这个催乳师帮我疏通了2次，还用泥灸帮我敷腋下，我腋下的肿块消除了，奶量瞬间多了起来。慢慢地我还感受到了奶阵，那种像一排针刺扎乳头的感觉，瞬间会有喷奶现象出现。虽然奶量在原有的基础上有了很大的进步，但还是跟不上宝贝的胃口，所以会给她少喂一点奶粉。就在我满怀信心想要把奶追满的时候，拔牙事件给我垫了块最大的绊脚石，我无奈之余用了几天消炎药，只能看着月子里带着抗体的乳黄色奶液被倒掉。遵循医嘱等药物代谢，最少断药3天以后奶水才可以喝，但是从那以后我的奶水似乎很难追了，只能是混合喂养。

我的奶水虽然不多，但是在月子也出现了好几次涨奶，痛到无法触碰的程度。涨奶的痛苦和奶量多少关系是不大的，这是每位宝妈都要经受的难关，摸不得、碰不得，胸前好像扎了2块正在燃烧的手雷。有一次晚上下决心把她送去托管，但是涨奶的痛苦让我坐卧不安，来不及用吸奶器去吸，不到2个小时又把宝宝送回来救我性命。但请所有宝妈稍作坚持，出了月子，大部分宝妈的奶量会达到一个供需平衡的阶段，和宝宝之间的配合也会越来越好，涨奶的痛苦会逐渐消失。吸奶器是每个宝妈必备的工具，我本人能明显感觉到吸奶器更多的是吸到前奶，而宝宝的吸吮明显感觉比较深。这也是为什么说哺乳可以在很大程度上降低乳腺疾病发病率的重要原因之一，因为宝宝的吸吮就是最好的疏通。

前3个月我的母乳和奶粉比例大概是2∶1，3个月以后，她逐渐能够识别乳头和奶瓶，随着奶瓶的频繁使用，她对奶瓶的接受度越来越高，后来我就用吸奶器把奶吸出来用奶瓶喂给她。但是3个月后母乳量也越来越少，直到七八月后我最后一遍清洗完吸奶器后将它束之高阁。中间用过一些食疗的药方，有的食物无意中竟然起到了奇效，但是因为我一直是一个人带她，混合喂养加上吸奶器的二次劳作，我逐渐力不从心。但是我也算是位努力过的母亲，让她在周岁之前吃了一段时间母乳。

我之所以能达到24小时一个人带孩子的程度，就是因为我家宝宝睡眠一直比较好。从月子中心出来，就开始莫名睡整觉了。8:30睡着，我担心她吃不饱，半夜11点在她迷瞪的状态下，抱起来再喂90毫升奶粉，眼睛不睁喝完继续睡，一直到早上五六点。母乳比奶粉质地更薄一些，更容易消化，这也是为什么很多母乳宝宝吃奶更加频繁的原因。总而言之，把握孩子的奶量，是前几个月里非常关键的问题。宝宝吃饱母乳多会有一种安逸满足的状态，会有一些她所能做到的身体和头部的伸展动作，看起来很恬适、安逸。在这种情况下，宝宝的睡眠自然也是良好的。母乳中含有大量的水分和脂肪，宝宝不需要另外摄取水分，但是要注意吃奶粉的宝宝需要适量补充一些水分。

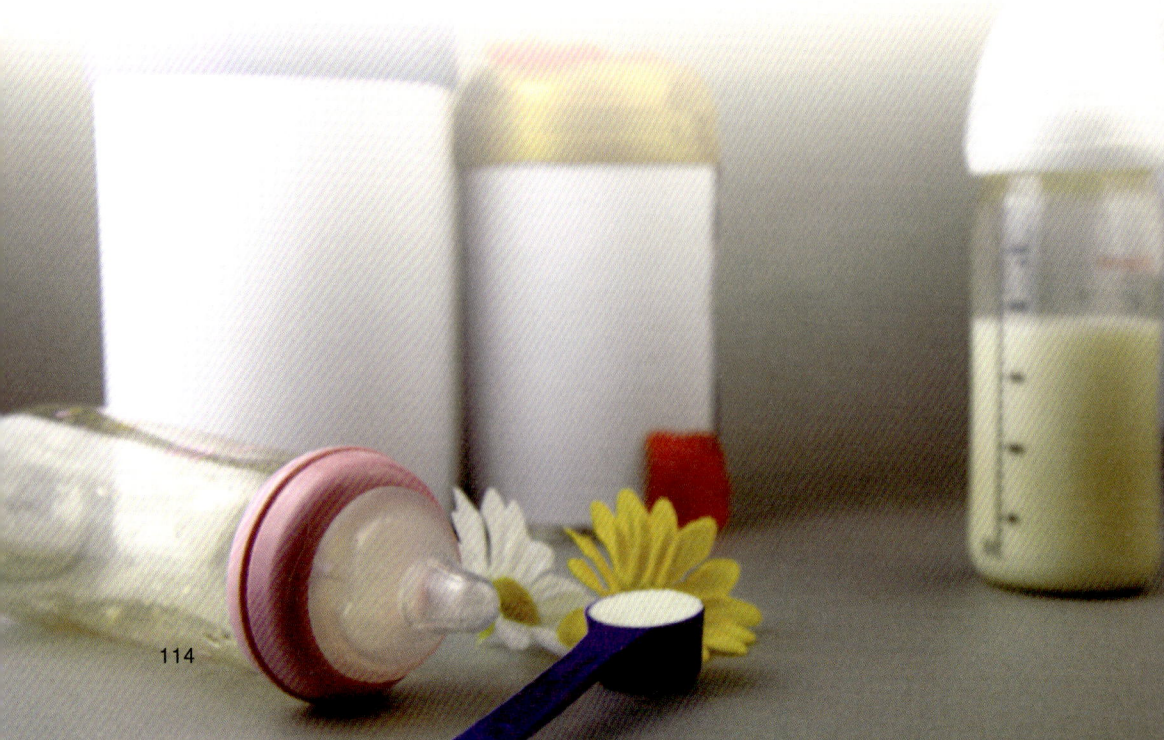

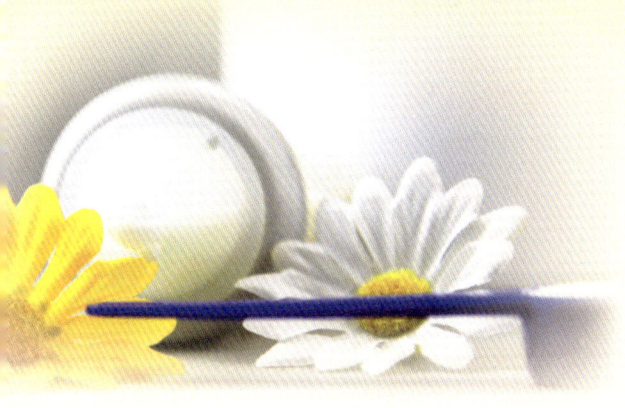

第十七章
哺乳要点

要很好地完成哺乳任务,宝妈们健康的身体是先决条件。所以我特别提醒宝妈们仔细阅读本章所列的关于乳头保养、催乳方法几个要点,尽可能防止乳头皲裂、堵奶发炎等情况,且时刻牢记呛奶的紧急处理方法。关于母乳,每个人的情况不尽相同,我们要在力所能及的基础上顺其自然,尽可能在哺乳期保持情绪稳定。这是为初生的宝宝提供第一份口粮的基础要求。

众所周知,正确的哺乳姿势主要有几个要点:一是宝宝头部和身体呈一条直线,宝宝面向乳房;二是拖住孩子臀部,虎口成"C"形托住乳房;三是乳头逗引宝宝觅食本能,乳头直入宝宝口中,压在舌上,让宝宝含入乳晕,鼻子上翘,鼻孔冲外,保证呼吸;四是宝宝吃饱之后,竖抱拍嗝,谨防吐奶。

一、身体保养

为了防止乳头皲裂受伤,这项保养工作必须从分娩前3个月就开始,提前给予乳头足够的按摩和保养,让乳头脆弱的皮肤更加坚韧,这样可以在很大程度上减少伤痛。我身边采用了这个方法的宝妈,几乎没有人再因为乳头皲裂受伤而痛苦。

首先,从孕第6个月开始,每天用清水或透湿的灭菌无纺布巾清洁乳头。因为对乳头的刺激可能会引起子宫收缩,所以这项养护一定要征询医师的同意,并且在清洁的时候注意力度和身体反应,要轻柔施力。绝大多数妊娠期间一切检查正常的宝妈都是可以进行操作的。

其次,用孕妇专用羊脂膏(图17-1)一类的产品增强乳头肌肤对外界刺激的防御能力。这种膏体颜色透明,属于天然油脂没有任何刺激性气味,在整个孕期和哺乳期都可以使用。一定要选用孕妇专用的食品级纯天然100%羊毛脂,它可以深层滋润乳头娇嫩的皮肤,创建天然防护屏障，避免乳头干裂结痂，保持乳头的湿润强韧和弹性。一般孕妇可用的羊脂膏不添加任何抗氧化剂和防腐剂，无任何香精和异味，对哺乳没有任何影响。它的使用方法就是挤出平时洗面奶的用量，大概2粒黄豆大小，用指尖揉化，然后用来涂抹和摩挲乳头即可。每日2次，一直持续到断奶后。

最后，孕期和整个哺乳期佩戴合适的专业文胸（图17-2）。很多女性在怀孕初期会开始出现乳房胀疼的症状，这是因为怀孕后，身体分泌雌激素、孕激素、催乳素，致使乳腺增大而产生乳房胀痛。通常，乳房胀痛发生在怀孕初期，随着身体激素水平的稳定，这种情况会逐渐减轻。对于情况比较严重的宝妈，须做乳腺B超排除乳腺疾病（图17-3），平时要注意乳房和衣物清洁，防止乳管堵塞；也可以用热毛巾外敷或中药膏贴（图17-4），促进乳腺畅通；在不引起子宫收缩的情况下，酌情对乳房进行按摩。孕期和哺乳期一定要使用专用文胸。无钢托、上开扣式，不会造成乳房血液循环的不适，不拆肩带就可以直接把卡扣取下喂奶，而且前后包括底围都没有任何受力感。

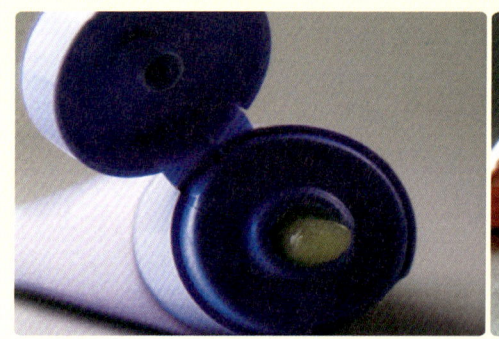

图17-1　孕产妇专用羊脂膏

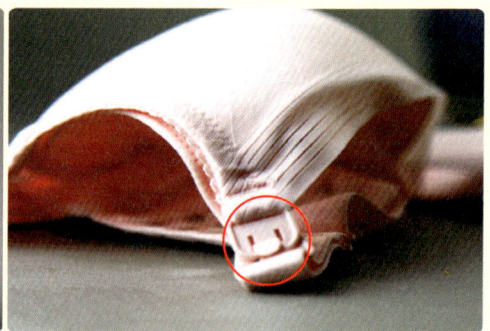

图17-2　孕产妇专用文胸

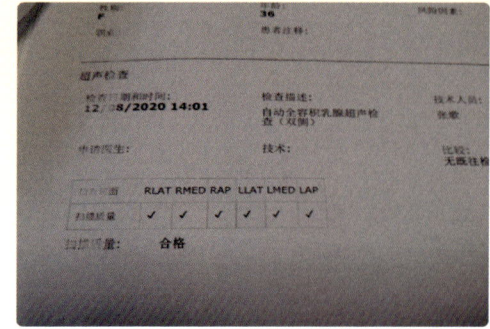

图17-3　定期乳腺检查

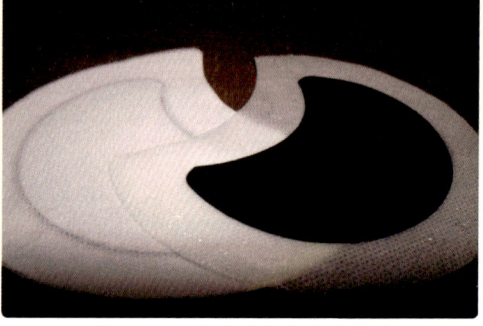

图17-4　乳腺增生专用中药贴

二、喂奶姿势

关于给宝宝喂奶,要特别注意防范的就是宝宝因为呛奶而引起窒息的情况。如果是轻度的呛奶,需要立刻让宝宝水平侧卧,轻拍宝宝的背部,及时清理宝宝口腔和鼻腔的奶水。侧卧是防止宝宝窒息的很重要的体位。对于严重呛奶的情况,要严禁竖抱宝宝,而是立刻将宝宝头朝下翻转过来,大人呈半蹲或者跪姿,让宝宝趴在我们膝盖上,保持头低臀腿相对高的位置,我们用手掌根叩击宝宝肩胛骨的中点,5次为1组,待宝宝呕出奶水,将宝宝侧卧在床上,清除宝宝口内和鼻腔的奶水,然后密切观察宝宝的面色有没有好转,也可以采取弹扣脚心的动作刺激宝宝大哭,宝宝哭出来就说明已恢复正常。海姆立克急救法,是每位家长都要熟稔于心的。如果情况特别紧急要在立刻采取正确急救措施的同时第一时间拨打急救电话。

在前几个月宝妈的身体没有恢复之前,因为其身体不能受力的基本要求,所以长时间地坐、手臂受力都是不可取的。虽然坐式喂奶是很传统也很常见的哺乳姿势,但是这个姿势弊端很多;特殊时期长时间的坐姿和低头会造成宝妈腰骶酸痛、颈椎疾病,包括不可逆的颈纹。宝宝需要我们和她们有身体接触,刺激其大脑发育,并带来安全感,但是不一定非要抱着,侧躺半包围就是现在最为科学的哺乳姿势。

宝宝和妈妈在床上侧身面对面躺好,宝宝面部对准妈妈的乳房,妈妈除了头枕之外,可以给自己背后和宝宝背后各垫1个枕头,宝妈上半身微侧,释放背部压力,让这个体式更加舒适。另一只手可以轻轻拍打抚摸宝贝,让她完全感受到母亲的怀抱和气息,喂完一侧后宝妈自行翻身,再去喂另外一侧。

刚出生不久的宝宝胃容量很小,呈水平位,呕吐中枢发育尚未完善,食管下端括约肌比较松弛,这是造成宝宝吐奶的生理层原因。加之平时操作中喂奶量大、喂奶过快,喂之前宝宝哭闹等动作会造成吸入大量空气,以及喂奶之后换尿不湿等改变体位的姿势都有可能造成宝宝溢奶。这些方面尤其要引起大人注意，要尽可能保证宝宝温馨安静的喂养环境，让宝宝在相对平静的情绪和状态下进食，喂完奶后身体保持静置，如需清洗和更换尿不湿则需要等半个小时以后，注意动作幅度。

具体的喂养动作：宝宝要直面妈妈的乳房，保持整个身体一条直线，紧紧依偎在妈妈胸前，吃奶的时候要让宝宝下巴先接触乳房，开口后让舌头抵在宝妈下乳晕的位置，这样乳头就进入宝宝口内比较深的位置，保证整个乳晕都被宝宝含在嘴里。这是最正确的有利于宝宝吸吮和保护妈妈乳头的方式。

在这里我要给大家推荐一个预防宝宝吐奶的神器，就是斜坡枕（图17-5）。斜坡枕按照科学角度15度设计呈现一个很缓的斜坡，宝宝躺在上面的时候抬高了胃贲门，预防食道反流，可以说对宝宝吐奶有着直接预防作用。这种婴儿专用的斜坡枕一般采用天然乳胶材质，纯棉质外包，贴合宝宝肤质，可以有效缓解宝宝呛奶咳嗽、溢奶流出引发中耳炎等一系列问题。有的斜坡枕还带有无压力前后护枕，可以紧紧贴合胸部和脊椎，防止宝宝惊跳反射。还有部分斜坡枕设计有脚蹬和防滑区，这些多功能的使用宝妈可以根据实际情况选用。

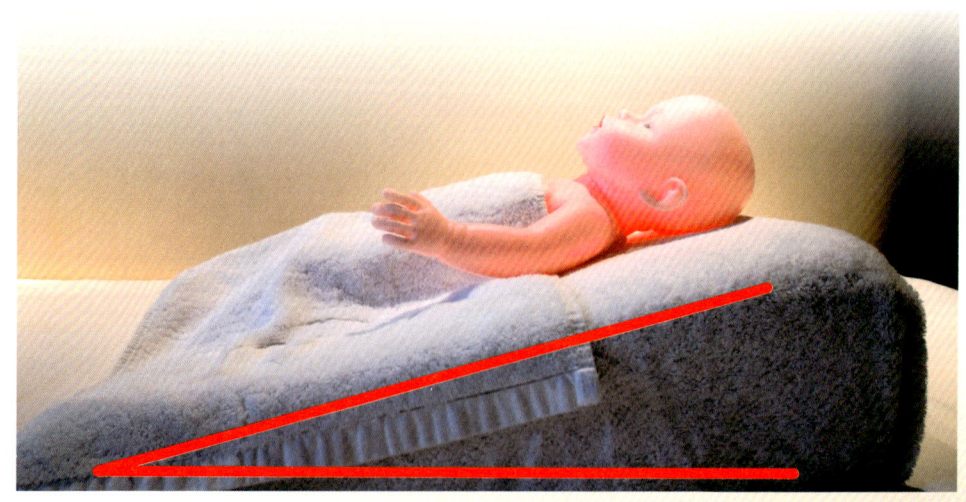

图17-5　防吐奶斜坡枕

三、关于催乳

整个催乳过程需要严格配合饮食。刚开始在母乳还没完全下来之前切忌大补,那样可能会造成乳腺管堵塞。乳腺管不通可能会造成结节、疼痛,延伸至腋下产生肿块,让产妇尤为痛苦。

中医的开奶以按摩为主要手法,配合中医保健手法,对各个部分乳腺组织和乳腺管进行按摩,疏通乳房腺体。比如按摩疏通膻中、少泽和太冲这3个重要穴位。膻中属于正面的任脉经过的重要位置,在两乳之间,按摩膻中,可以疏肝理气,开胸解郁,使得肝气及全身气行通畅,是医学界公认的女性乳房保健的重要穴位之一。少泽位于人体的小指末节尺侧,有生乳、催乳、通乳的功效,可以按摩或者用尖物刺激。太冲穴位于脚背大拇指和第二趾结合后,脚背最高点前的凹陷处。乳腺的局部疏通也是非常重要的,还可以用木梳或者一些特殊工具按摩乳房。这些工作建议在产后都由催乳师来完成,产妇不可施力。乳腺还有一个非常重要的反射区,就是位于背部肩胛骨中央凹陷处,天宗穴周围的区域。天宗穴周围与乳房投影有一个重叠区域,找到背部的乳腺反射区,进行刮痧,可以起到很好的活血通络化瘀的作用,从而帮助疏通乳腺,缓解乳腺增生。

中医中药在疏通乳腺、治疗乳腺疾病方面有不可替代的效果。在传统中医里,生气伤肝可使肝气郁结,忧虑伤脾可让脾失健运。肝脾两伤,瘀堵成结,为乳腺增生。治疗乳腺增生,中药膏贴是十分推荐的方法,现有的中药膏贴里有许多针对乳腺增生的品类,可以通过咨询中医专业医师,有针对性地为我们开药。膏药直接贴于乳房,可以促进血液循环、消除乳房气虚血瘀造成的发胀酸疼、增生、乳房囊肿、乳腺包块和乳腺问题,舒筋活血,推动乳房血液循环,进一步增强机体免疫力,防止乳腺疾病的发生。前面的章节里还介绍到有关泥灸的有关内容,作为日常的乳房保健都可以列为参考,在药师和医师的指导下进行日常保健治疗。

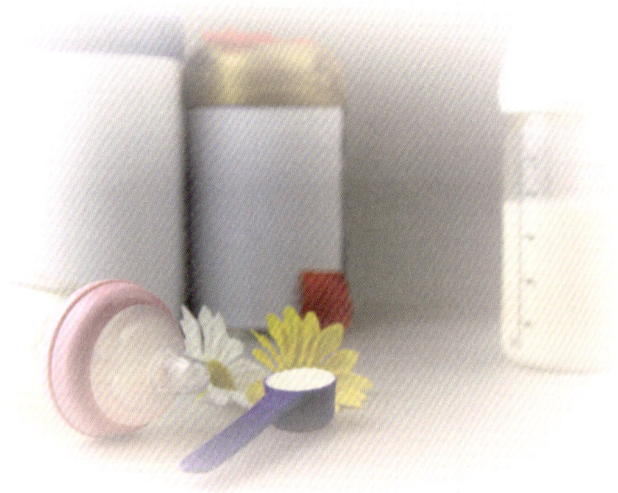

第十八章
宝宝辅食

宝宝每一步成长都是自然而然的过程。半岁之前喝奶为主的宝宝在4~6个月之后，会很自然地表现出对其他食物的兴趣。说起辅食，很多宝妈们都好像如临大敌一般，各种食谱食材辅食机齐上。"妈妈厨房忙成狗，宝宝扭头吃一口。"经历过的宝妈都知道这并不是一句玩笑。在这个过程中，我买了好几个功能不同的辅食机，列了很多辅食菜单，并不擅长厨艺的我开始洗手做羹汤。从宝宝的第1口米粉到第1个蛋黄，从第1口肉松到第1颗溶豆，从第1碗虾泥到第1勺小米稀饭。其实宝宝和成人一样，并不喜欢破坏食物本身性状的口感，或把各种食物掺杂在一起的混乱。宝宝和我们一样，都依赖于天然食物本身的纯粹和香甜，几个兼备蒸煮破碎的功能繁复的辅食机很快开始落灰，其实只需要满足将食物打成糊状的基本要求即可，一般家庭常备的破壁机、豆浆机、食物粉碎机中的任何一种都可以达到要求。在我家里，一款价格最为便宜，形状最轻便小巧的食物粉碎机成为我家宝宝辅食阶段的重要工具，再加上一款可以蒸熟少量食物的蒸蛋器完全满足了辅食工具的要求。

关于宝宝的辅食部分，包括各类菜谱，一些专业书籍都有非常详细的介绍，很多视频号也有许多辅食制作方法，种类繁多、花样百出、五颜六色。对于我来说，一个单独带孩子的宝妈，很难有充足的时间和精力投入辅食制作，一边做好三顿饭还要管一个不到1岁的孩子，是几乎不可能完成的任务。我就在保证孩子营养的基础上，相对忽略了对卖相的追求。只需要几个动作，或者厨房小家电傻瓜式操作，就可以完成。每周再利用孩子睡觉的时间，抽出两三个小时，做一些肉类食物冻成冰砖或者焙成干粉和肉松，这样就可以满足孩子的基本营养需求。无论我们为宝宝提供的辅食多么安全，都要切记宝宝进食一定要在大人的监护下进行。

一、辅食性状

宝宝从4~6个月开始增加辅食：第1阶段（4~6个月）是以较稀的液体状、糊状、稀泥状的食物形态。第2阶段（7~9个月）是稍浓稠的米糊状、泥状、略带可以用手指轻碾成泥的小颗粒。第3阶段（10~14个月）除了米糊之外，加入口即化的米饼和溶豆等。第4阶段（15~20个月）是固体软质食物，固体入口即化食物，不含硬质固体颗粒的稀饭等。

这个食物性状的演变是一个大致的划分，并不绝对。但是一种食物性状到另一种食物性状的过渡需要一个阶段，需要家长在尝试、观察和宝宝的适应中逐渐进行。慢慢地，也就1年时间，等到1岁半之后，宝宝除了在调味料方面要有所区别，其他方面，只要把大人的食材稍加处理就可以和宝宝饭进行很好的对接。因为大部分宝宝在2岁半左右20颗乳牙才能完全长齐，后面大牙会最后长出来，所以直到2岁半之前，宝宝对食物的研磨功能还是有所不足，经常会出现把肉块吃下去咀嚼不完全又吐出来的情况（特别是猪肉、牛肉、鸡肉，鱼肉相对好一点，可以入口即化）。所以在宝宝2岁之前的很长一段时间内，固体食物要小颗粒，或者通过搅打削弱食物中的纤维感，或者像小面片、宝宝面条那样入口稍微咀嚼就可以成为泥状然后进行吞咽。当宝宝们吃到他们口腔能够完全驾驭的食物，他们也会用大口大口吃饭来表达他们的满意。经常有宝妈为了让宝宝营养全面，会把各种食物混合在一起，但是食物的味道十分怪异，恐怕大人都难以下咽，更遑论小朋友。有时候，我们可以把自己想象成一个小孩子，来确定制作辅食的思维方式。

二、辅食内容

1. 含铁米粉

这是大多数宝宝的第1口辅食。在为宝宝选择米粉时，处在4~6月龄(图18-1)，要注意选择含铁米粉，这种米粉一般会添加一定的维生素C，有助于铁的吸收。当前宝宝辅食商品检验都比较严格，尤其是宝宝米粉，食品原料多为原生态绿色，低敏配方，不含白砂糖、香精等添加剂，适应大多数宝宝食用。米粉当中也含有大量矿物质和维生素，颗粒非常细腻，冲泡即开，我们只需要按照说明上的配方比例进行冲调即可。第1口纯米粉适应后，可以逐渐添加一些含有蔬菜、水果颗粒的米粉，口感层次和营养会更加丰富。沸水冲泡，先水后粉。因为米粉需要吸收大量水分，静默30秒然后期一个方向进行搅拌，就可以得到一碗香糯丝滑的米糊。现在市面出售的米粉分类越来越细化，但是和奶粉一样，有所分阶：第1阶段，在5~6个月，宝宝能坐但是不够稳定，颈部已经可以支撑头部，这个时期宝宝体内铁元素匮乏，1阶的米粉基本为纯大米，含铁纯米粉是这一阶段的主要特色；第2阶段，大概在8个月以后，宝宝已经有了牙龈咀嚼动作，牙齿和骨骼快速发育，2阶的米粉就添加了很多蔬菜和水果颗粒。等到8个月左右，米粉中就可以进行各种添加（蛋黄米粉、香蕉米粉、苹果米粉、土豆米粉、南瓜米粉，等等）。

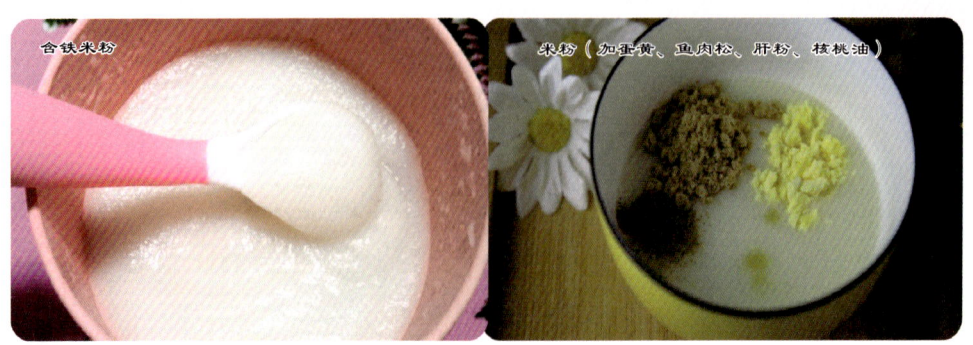

图18-1　米粉及各类添加型米粉

2. 蛋类

宝宝第1口蛋黄在8个月之后添加为宜。蛋黄的主要成分是脂肪、蛋白质、水和矿物质，还有珍贵的维生素A和维生素D等，蛋黄中含有卵磷脂，帮助合成乙酰胆碱，是非常理想的婴儿辅食。不足1岁的宝宝因为消化系统还不够完善，蛋清中的蛋白分子可以通过肠壁投入血液，容易造成婴儿荨麻疹、湿疹现象，所以蛋清要在宝宝1岁之后再逐量添加。蛋黄虽然比较好消化，但是添加过程要遵循所有辅食量逐渐增加的基本原则，从少到多，如果没有不良反应再添加整个蛋黄。蛋黄刚开始可以化在奶粉、果汁中，但更多的是添加在米粉中。等到宝宝1岁之后就可以慢慢过渡到用整蛋来蒸蛋羹了。要蒸出嫩滑没有蜂窝且有营养的蛋羹要注意几个关键词：充分搅打，蛋水比例，撇沫过滤，盖盘中火，关火稍焖。一定要加入温开水，水蛋的比例大概是3:2，充分搅打，然后撇去浮沫再用网勺过滤一遍，盖上盘子，水开后用中火蒸8分钟。关火再焖2分钟，出锅后滴上几滴核桃油。大一点的宝宝也可加入微量宝宝酱油。蒸蛋之所以是一项重要辅食，是因为它还可以进行各种添加，其中最常用的比较安全的几种食材是山药、菠菜、西蓝花、西红柿等。蔬菜蒸熟或者煮熟，用搅拌器打碎，和蛋进行混合加水搅打再蒸，这样就很好地融合了蔬菜的营养。还有就是鹌鹑蛋，蒸煮剥皮，瓣成两三瓣，放在宝宝辅食碗，宝宝精细动作进一步发育后，可以自行拿捏。鹌鹑蛋的营养价值不亚于鸡蛋，含有丰富的蛋白质、卵磷脂、脑磷脂、赖氨酸、胱氨酸和各种维生素，具有很高的营养价值，不需要任何额外烹饪，仅仅蒸煮即可，且便于携带（图18-2）。

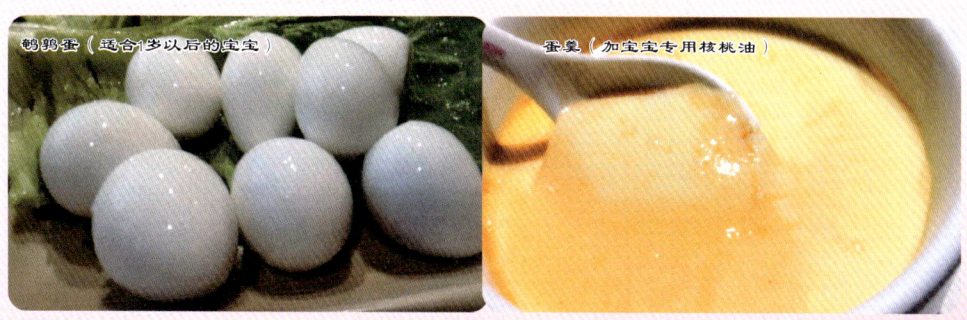

图18-2　鹌鹑蛋及宝宝蛋羹

3. 蔬菜

宝宝刚开始接触辅食的半年里，蔬菜基本都是水煮或者上蒸的方式，然后破碎为颗粒，加入米粉、宝宝面条、稀饭或肉肠中。列举最常用且容易烹饪的几种蔬菜（图18-3）：土豆，土豆是大多数宝宝非常喜爱的一种蔬菜，营养丰富，入口绵密，宝宝容易咀嚼。最开始可以把土豆蒸熟做成土豆泥加入米粉，等宝宝可以接受颗粒感食物后，可将土豆搅打成小颗粒，加入稀饭或者烩入面条。西红柿，西红柿富含维生素C和维生素E，刚开始少量接触发现宝宝不过敏后，可慢慢增加。做熟或者生吃都可以。因为酸甜的口感，随着宝宝长大，西红柿和圣女果一般都是宝宝不会拒绝的食物。西红柿用来给宝宝的面食打底都是必不可少的。南瓜，南瓜中含有丰富的胡萝卜素，含有糖类、维生素以及人体所需的17种氨基酸。蒸南瓜，口感香甜软糯，是宝宝理想的主食佐食之一。菜花，菜花中含有丰富的维生素K，还富含蛋白质、脂肪、食物纤维、多种维生素，菜花煮熟后也非常容易咀嚼，切碎拌入宝宝面条是比较常见的方式。胡萝卜，胡萝卜俗称小人参，是非常有营养的常见蔬菜，最常见的吃法是切小丁

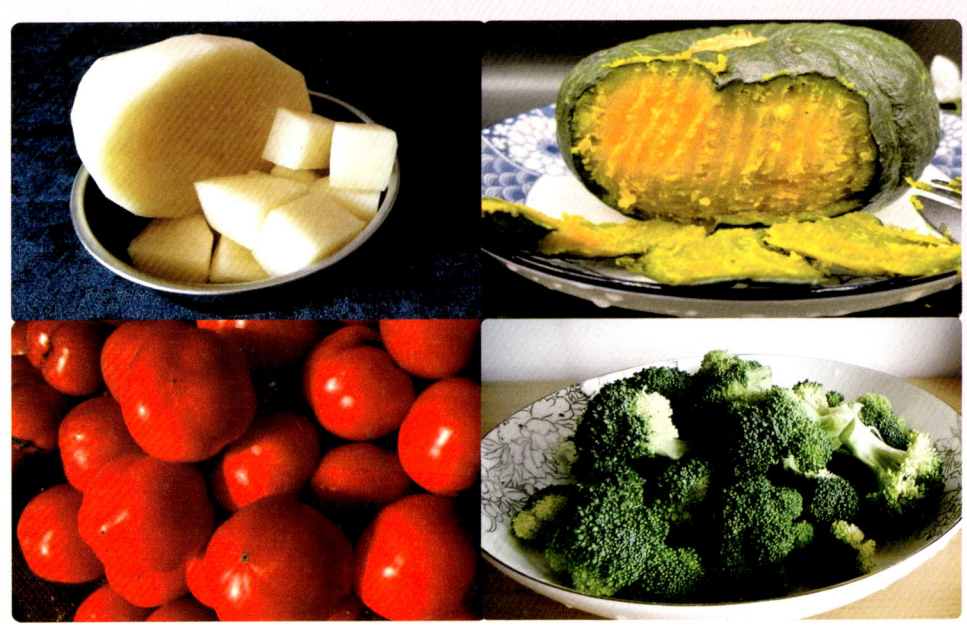

图18-3 适宜宝宝食用的蔬菜

给宝宝烩面条或者和土豆丁一起下入稀饭中，这样宝宝在摄入碳水的同时也摄入了每日所需的蔬菜，是比较理想的搭配。绿色蔬菜里，特别推荐菠菜、茼蒿，这2种蔬菜营养都比较丰富，茼蒿含有丰富的粗纤维，以及钠钾等矿物质，是营养素比较全面的蔬菜，有助于宽中理气、消食开胃、促进排便。

4. 主食

宝宝对主食还是较为偏爱的。无论是小面条、烩面片、烩麻食，还是肉丁拌米饭，几乎不会拒绝（图18-4）。因为现在厨房空间的局限性和年轻父母的厨房习惯，和面做面已经越来越少。除了面条机之外，我们可以备买一些干的宝宝面条、面片等，只要选择正规渠道正规产品，食品质量基本是有保障的。比如添加各种果蔬的面条，一般添加的果蔬都会选择最大限度保留营养的冻干工艺，无论是颗粒面、小面条、蝴蝶面，大小和形态都是经过科学实验得出的最适宜婴儿的辅食尺寸，在购买的时候参照宝宝的月龄查看说明和简介购买即可。

常用方法：下面煮面，炒西红柿鸡蛋加小土豆丁，烩入肉糜，倒入核桃油和宝宝醋，10分钟即可搞定。除此之外，如果有足够的时间，还

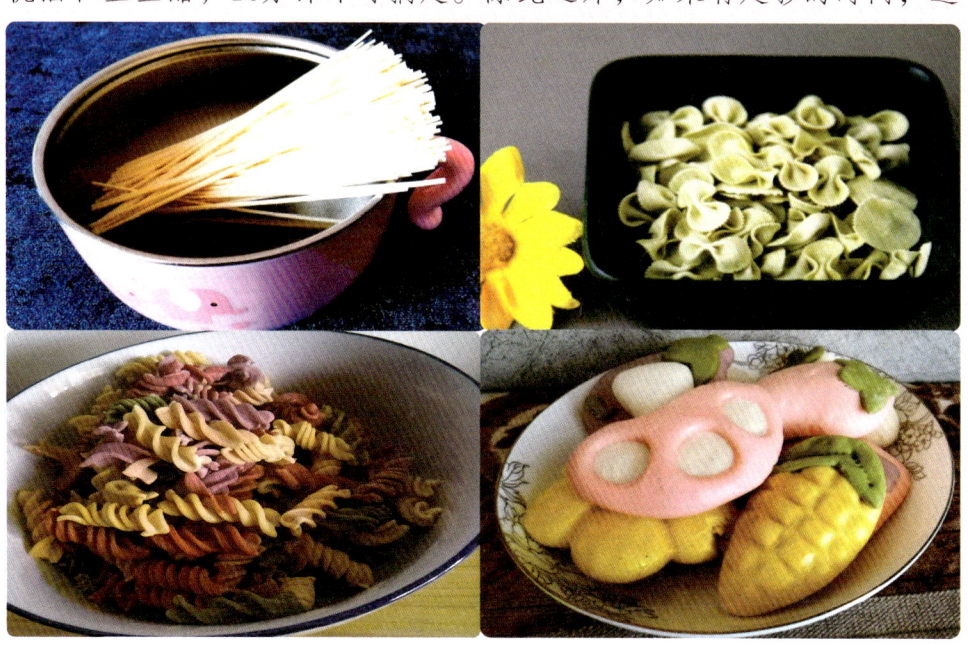

图18-4　各类宝宝面食

可以给宝宝制作饺子和小馄饨，做法和成人类似，只需要减掉一些重口味的佐料，相对清淡、体积较小即可。最后，我还想提一个主食里常用的一种，就是稀饭，1周岁以后的宝宝可以接受各种杂粮稀饭。电饭煲预约小米稀饭，添加各种泡发豆类、枣泥、蛋黄，宝宝接受度很高。

5. 肉松

肉类，作为人体摄入营养的重要组成部分，是宝宝在开始辅食进程后不可或缺的。因为辅食阶段的宝宝还不能够完全切割和研磨带有一定韧性的食物，所以制作肉松是非常重要的方法。肉松中含有丰富的蛋白质，容易消化吸收，还有十分丰富的钙和铁，增强造血能力并促进骨骼发育。肉松中维生素A的含量和胡萝卜素含量也很高，是视力发育的重要营养元素。肉松可以添加到米粉、稀饭、汤面条、小面片等任何一种主食里，十分方便且营养兼备。我们最常使用的肉松食材是瘦猪肉（图18-5）、牛肉和鸡脯肉。我们以鸡肉松（图18-6）为例，介绍一下肉松的做法：鸡脯肉清洗、切块，然后冷水下锅，加料酒和葱姜去腥，大火开后，小火煮熟；捞出沥干水分，装在保鲜袋里，用擀面杖拍打松散，后用手撕成细碎的小条；加入少量的糖、宝宝酱油、花生油拌匀，然后入锅，低温焙烤，边炒边揉搓，慢慢会出绒。如果是太小的宝宝，可以倒入料理机进一步搅打成肉松碎。牛肉松和猪肉松等可参照此法进行。

6. 肉肠

肉肠便于抓握，质地有弹性，营养丰富，也是宝宝辅食进程中比较重要的一种食物形态。肉肠平时冷冻，二次烹饪便捷，可以百搭各种辅食。无论是购买还是自制，肉肠都是家长们必备的宝宝辅食之一。在售肉肠中比较常见的是猪肉、鸡肉、鱼肉（图18-7）和牛肉，有的会混有蔬菜颗粒增加营养成分。购买的时候一定要选择宝宝专用肉肠，这种肉肠相比成年人的肉肠更加低盐低糖，淀粉和其他添加剂更少，采用水煮、油煎、烤制、烧烤皆可。鱼类有很多即食肠，比如鳕鱼肠，平时可以当作零食食用。其他肉肠用来搭配辅食的时候，主要是水煮切片然后加入辅食中。当然，从新鲜和营养的角度来说，更加推荐自制肉肠：以大肉虾肉玉米肠为例，大肉去皮切块，虾去壳去线，倒入料理机搅拌，然后将肉泥倒出。倒入玉米，加入少量葱姜粉、蚝油、盐、花生油、适量淀粉，搅拌摔打上劲。然后把馅料倒入裱花袋，挤入香肠模具（图18-8）或者用锡纸包裹成香肠形状，冷水上锅水开蒸25分钟左右即成。劲道软弹，肉香十足，无论是做零食还是添加入主食中，都非常理想。

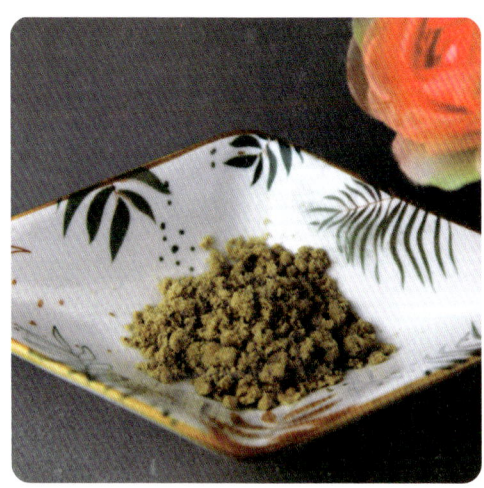

图18-5　猪肉松

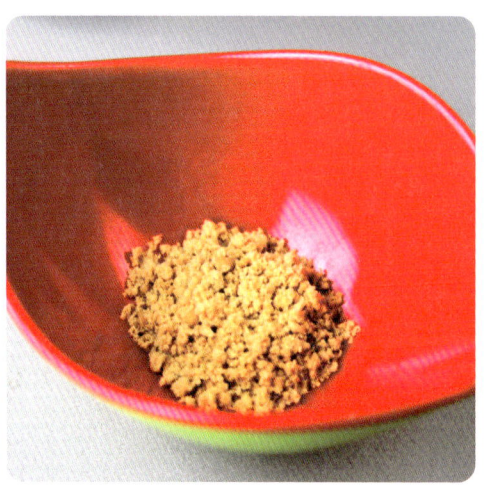

图18-6　鸡肉松

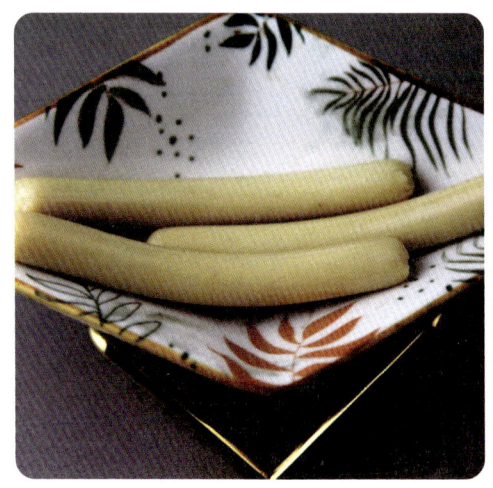

图18-7　鳕鱼肠

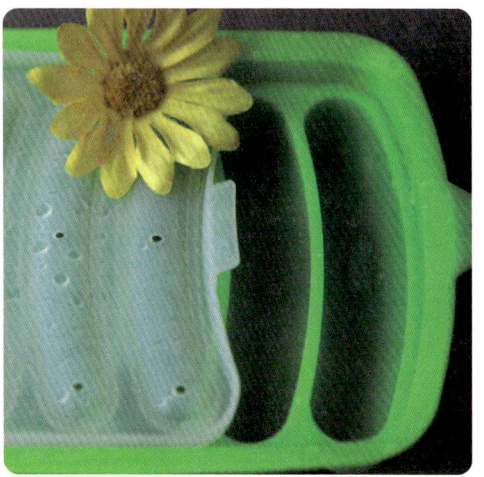

图18-8　香肠模具

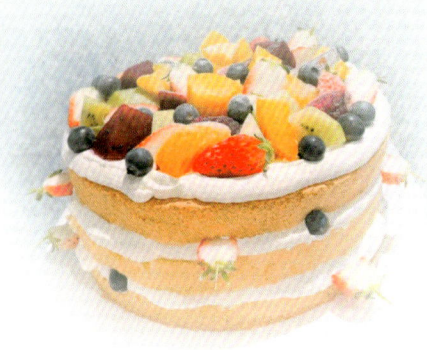

第十九章
辅食伴侣

在制作辅食的过程中，少不了零食、作料的点缀，也少不了辅食工具的使用。我们简单罗列一下大致的辅料食材和工具，为避免我们无从下手或者盲目消费做一些必要的准备工作吧！

一、零食点心

在最早期的点心里，下面所列零食都基本百分百取自天然食材，营养与美味兼备，大多入口即化，基本上没有什么吞咽危险。

1. 溶豆

宝宝溶豆（图19-1）可购买也可自制，自制溶豆最主要手法就是需要打发和烘焙。其主体首先是天然谷物，通过添加蓝莓、草莓、香蕉等变化出各种口味。溶豆体积小巧可爱，撒在宝宝面前时，宝宝会非常主动地去抓握，有利于宝宝精细动作的发育。

2. 米饼

米饼的主要成分是大米，现在市面上大多数的宝宝米饼都会添加钙铁锌和部分维生素（图19-2）。宝宝米饼比起成人的米饼更加酥脆蓬松，也是入口即化，不会存在大块吞咽卡喉的情况，而且可以缓解宝宝的磨牙不适感。

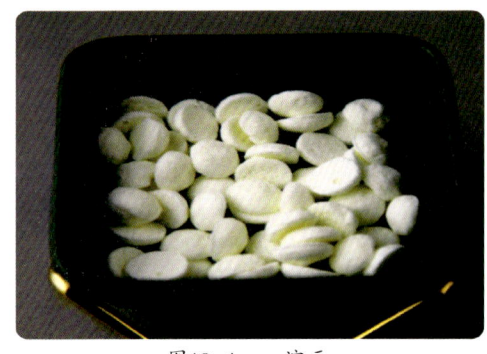

图19-1　溶豆

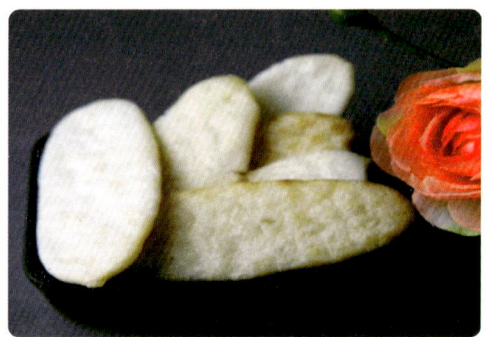

图19-2　米饼

3. 磨牙棒

宝宝的磨牙棒饼干（图19-3）质地会比较坚硬，但里面的粉末又十分细腻。一般磨牙棒的直径不到2厘米，刚好够宝宝小手抓握能力。宝宝啃咬磨牙棒的时候，磨牙棒饼干会慢慢溶解，是宝宝出牙时期比较常用的一款零食。

4. 手指饼

手指饼干大概在宝宝1岁之后就可以食用了。这个时期的宝宝已经有了分享意识，会把手中的饼干让给他人。食用手指饼干（图19-4）的时候，大人可以和宝宝进行充分的交流和互动，开展各类游戏，有助于宝宝社交意识的建立。

5. 冻干水果

冻干技术是当下越来越被广泛应用于食物保存的一种现代科技，可以有效保留食物本身大部分营养，也可以基本保留水果原有的样貌（图19-5）。口感松脆、入口即化，水果本身的甜酸涩感依然能够保留。都是小袋独立包装，食用便捷。

6. 酸奶颗粒

酸奶的主体是牛乳，搭配了新鲜的水果颗粒，比如蓝莓、草莓、黄桃等，以及一些益生菌，可以让宝宝在零食中补充钙质和微量元素（图19-6）。益生菌还可以促进肠胃蠕动，促进消化。

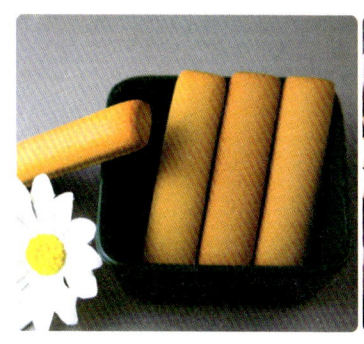
图19-3　磨牙棒饼干

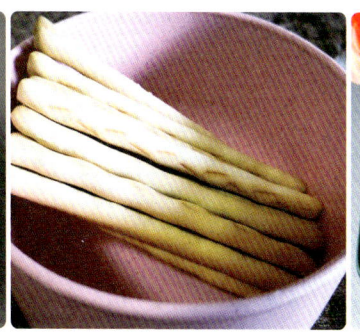
图19-4　手指饼干

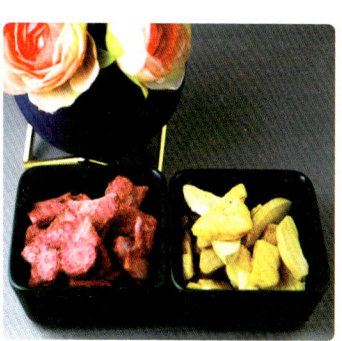
图19-5　冻干水果

7. 海苔

宝宝食用的海苔和成年人的有所区别。宝宝海苔（图19-7）采用高温烘烤成型工艺，基本不含添加剂，一般采用头水紫菜、白芝麻和少量白砂糖。都是小片独立包装，其尺寸可以满足宝宝一手抓握入口，吃起来更接近海苔本身鲜甜的口感。

8. 虾饼

虾米和虾是除了牛奶之外，钙含量非常高的天然食物。雪虾每百克的钙含量达到牛奶的10倍以上（图19-8），1岁以上、长有8颗牙齿的宝宝基本都可以食用。自制虾饼：鲜虾抽线打泥，蔬菜打碎混合后用淀粉搅打上劲，捏成小饼状，刷油两面煎熟。

二、辅食辅料

1. 核桃油

核桃油包含宝宝所需的多种营养，有亚油酸、亚麻酸、烟酸、氨基酸等（图19-9）。山核桃果仁中含有7种人体必需的氨基酸且含量高达25%以上；还含有22种人体所需的微量元素，其中钙、镁、磷、锌、铁含量十分丰富，可以添加在各类辅食中。平日食用只需滴入碗中几滴即可。

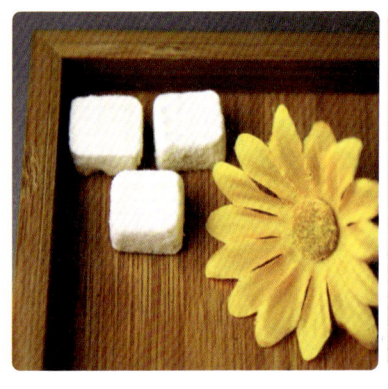

图19-6　酸奶颗粒

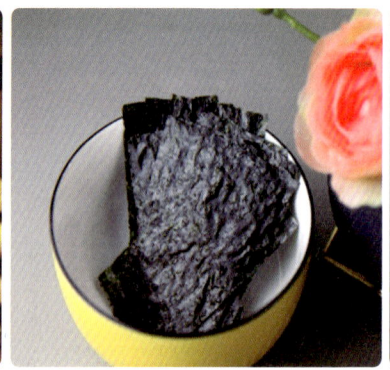

图19-7　宝宝海苔

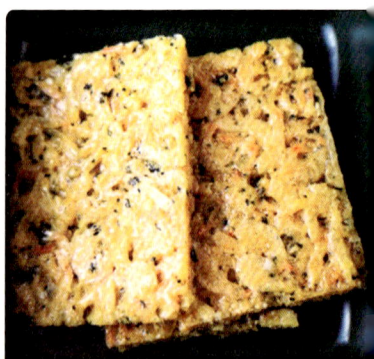

图19-8　虾饼

2. DHA

主要是从植物或者深海鱼中提取,主要形式是海藻油胶囊。DHA是婴幼儿发育过程中非常重要的营养元素,能帮助大脑提升学习能力和智力发育水平,并且能够促进婴儿的视力发育。建议哺乳妈妈每天摄入至少400毫克DHA(图19-10),通过母乳传递给婴儿;生长发育期的宝宝建议每日食用。

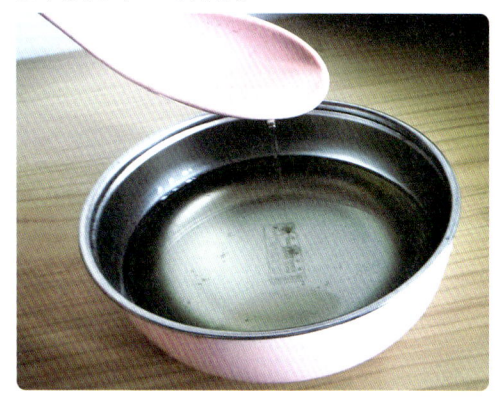 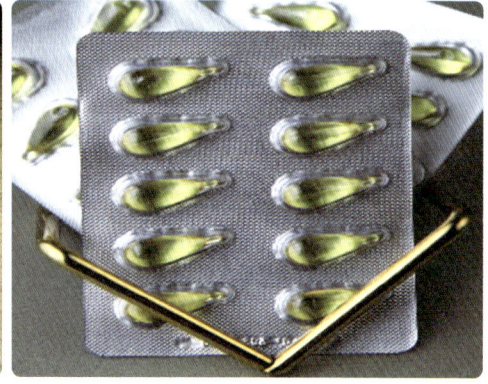

图19-9　宝宝专用核桃油　　　　　　图19-10　DHA

3. 粉类

各类粉剂当中,最常见的是猪肝粉,现在还有好多由鸡肝、猪肝、鹅肝组成的复合型肝粉(图19-11)。肝粉中主要含有丰富的血红素铁和优质蛋白,小袋包装,单次取用,可酌情添加在辅食中。各类添加粉,比如黑芝麻海苔粉、黑芝麻牡蛎粉、黑芝麻猪肝粉、猪肝海虾粉等。不仅是很好的拌饭神器,而且含有丰富的矿物质和微量元素,是理想的辅食伴侣。

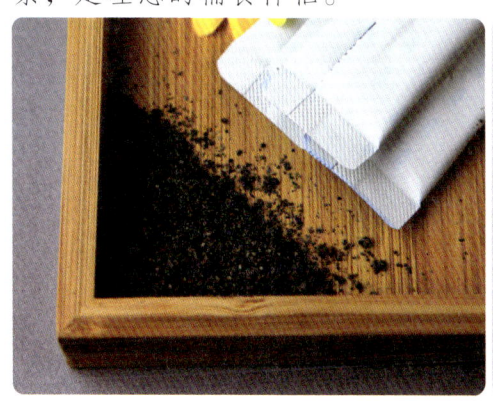 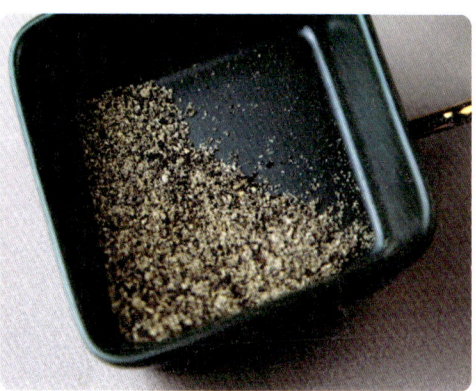

图19-11　肝粉及复合型肝粉

三、辅食工具

1. 小型食物料理机

这种机器和破壁机、豆浆机、料理棒等很多搅打机器的功能非常类似，主要是在功率和破壁程度上有所区别。对于宝宝的食物，稍加外力都非常容易改变形态，所以大家可以把便捷和小巧放在首选位置。这种非常小型的料理机（图19-12），无论是搅打蔬菜和肉类，还是给宝宝做辅食，其体积已经非常足够，关键是清洗非常方便，清水冲洗即可，节省了大量精力时间。

2. 蒸蛋器

蒸蛋器的体积非常小巧，非常实用（图19-13），因为具有自动断电功能，使用十分安全。蒸蛋的同时，可以根据加水量的不同蒸玉米、紫薯、山药等辅食。使用时注意垫一层无纺布纸巾，这样蒸出来的食物不会泡水，比上蒸屉出来的食物形态要好。蒸蛋器一般配有一个大小适宜的不锈钢碗，这个尺寸是家用碗不具备的，可以专碗专用。

3. 常温水壶

市面上常温水壶容量3升居多，笔者选择了一款传统成人家用的5升常温水壶，十分实用。水壶有45℃、55℃、65℃、85℃这4种模式，给孩子冲奶、做辅食、喝水，包括成人饮用水基本上都是45℃为主。这种水壶可以有效杜绝阴阳水、千滚水等不健康的饮用习惯，有童锁装置也相对安全。第1遍除氯沸腾后，就会静置到你设置的温度。现在净化直饮可调温度饮水机非常普遍，大家可以根据情况进行选择。

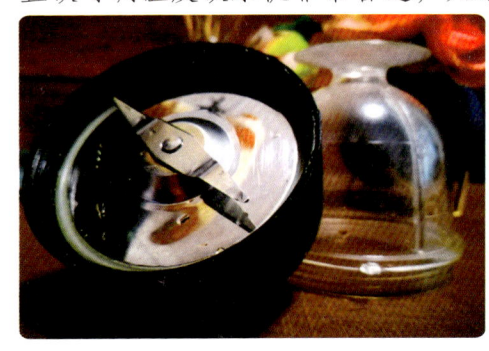

图19-12　小型食物料理机

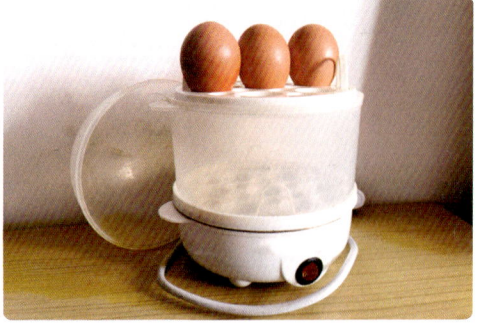

图19-13　小型蒸蛋器

4. 宝宝锅

给孩子做辅食，一套锅具是非常必要的。辅食相对量少，用体积小的锅不仅轻便，而且可以加快做饭的速度。一套迷你煮锅和煎锅即可（图19-14）。带长把手，成人单手可以拿起，直径在13~14厘米左右。大多数宝宝不粘锅都采用麦饭石涂层，少油烟不粘锅的同时，清洗也非常方便。锅底也采用了一定的科技手段，加强蓄热功能，快速均匀受热，而且可以兼容各类炉灶，包括电磁灶。使用宝宝锅具，可以大大缩短烹饪时间。

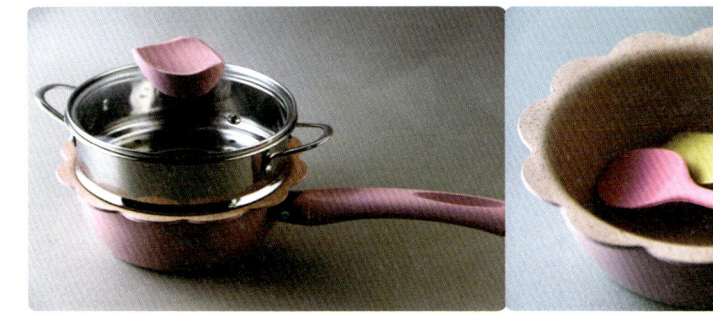
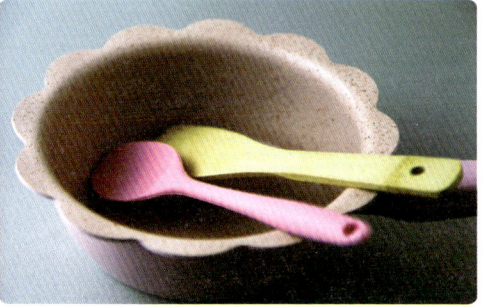

图19-14　宝宝套装锅具

5. 水果袋

又叫水果咬咬乐，是宝宝在最初接触水果的半年中不可缺少的辅食工具（图19-15）。这种水果袋大多为食品级硅胶材质，咬头部分有很多空洞，宝宝咬到之后会点滴出汁，网孔为2毫米左右，可以阻拦大部分水果核和宝宝没有办法驾驭的水果纤维，避免了宝宝吃水果发生卡食和呛汁水的情况。水果袋防尘防漏，硅胶柔软，具有良好的咬感，咬孔大小有所

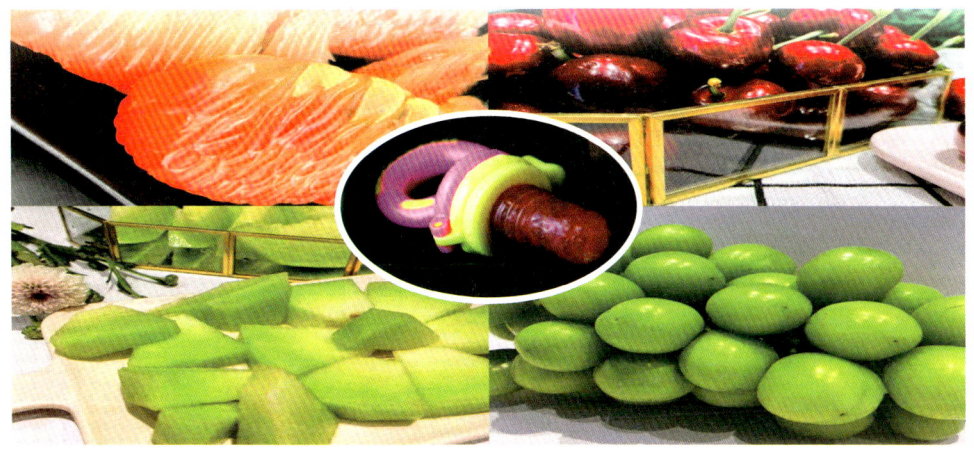

图19-15　水果袋及常用水果

区分,大家按照月龄不同大小购买即可。是宝宝食用水果时非常理想的辅食工具。

6. 餐具

加温碗在辅食阶段很有存在的必要。因为宝宝肠胃非常娇嫩,在进食的过程中如果食物变凉,很容易发生打嗝的情况。加上喂食还有整理动作,天气稍冷食物变凉的速度非常快。使用时从加温碗侧面注入50℃热水即可(图19-16)。带有吸盘的加温碗和饭盘,可以紧紧吸在饭桌上,避免宝宝把饭打翻。除了加温碗,宝宝还需要配一款吸盘款宽口分格饭盒(图19-17),包括弯勺和弯叉。从喂食到宝宝自己能够操作餐具是一个很自然的进程,可以在喂食过程中逐渐摸索让宝宝自己去操作餐具。

7. 锯齿勺

这个工具非常人性化,和水果袋咬咬乐不同。水果袋针对的是含水量比较大的水果,锯齿勺针对的是含水量比较少、果肉纤维含量比较高的品种,比如苹果。这种锯齿勺(图19-18),看起来边缘是锯齿状,但是属于圆头抛光的锯齿状尖角,使用起来非常安全。不锈钢材质,刮水果泥非常快捷。但是还是建议刮好之后用硅胶软勺给宝宝喂食,以保证安全。

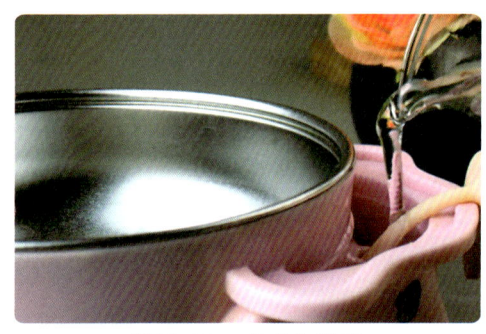

图19-16　注水加温碗

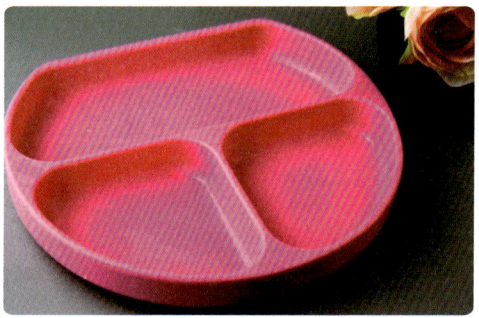

图19-17　吸盘分格饭盒

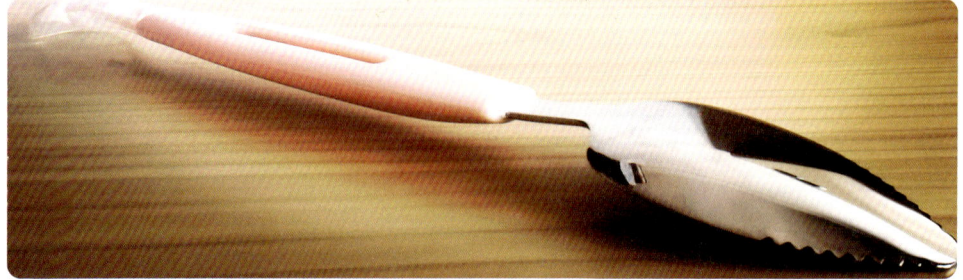

图19-18　锯齿勺

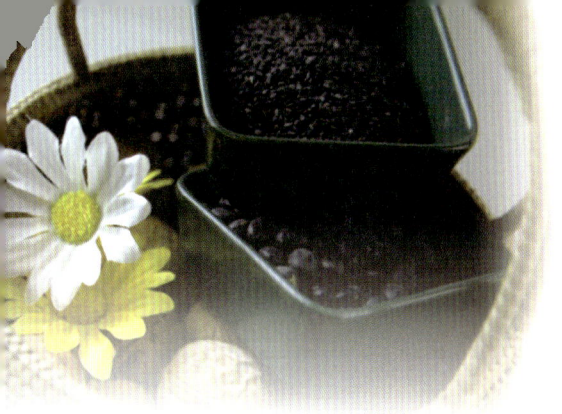

第二十章
产后脱发

  我和很多宝妈一样，经历了产后脱发。因为长期烫染，发质受损严重，生产完后，头发已经稀疏到不忍直视。随着头发越来越稀少，你会更加清楚地发现，发量稀少是毛囊的问题，经常受力扎发的头顶和两鬓很多地方已经有点近乎斑秃。为此我去了皮肤科，检查后发现有的毛囊已经萎缩，或者只生有细小的毛发。剪发、不束发，遵医嘱配合药物和按摩，是养发的基础性操作。客观来讲，发量问题很大程度上来自于遗传。当我父亲对自己已经越来越反光的头顶鼓起勇气去植发的时候却被告知，因为弥散性脱发导致后枕骨的头发十分稀少，已经无法供应前额空缺面积，所以植发手术等于已经对我爱美的父亲关上了大门。鉴于这条经验，头发和毛囊的护理绝对是宜早不宜晚的问题，甚至比护肤的问题更应该值得重视，因为发量问题随着年龄增长呈现出了越来越不可逆的发展特征，要解决这个问题是一个相对繁复的过程，需要多方调养，绝对不是一朝一夕可以完成的。所以，我们一定要在相对年轻的时候，重视与头发相关的健康问题，如果用心去保养，说不定会有惊喜。

  具体到产后脱发，大多发生在产后2~3个月内，一般到产后1年左右，随着体内激素水平、情绪和精神状态的恢复会自行停止。怀孕之后不仅准妈体内原有的激素水平明显升高，还会产生特有的新激素。比如HCG、黄体酮、雌激素、人绒毛膜生长催乳激素(HCS)等，宝宝降生后，雌激素迅速降低，加之产妇在生产1年以内存在不同程度的睡眠障碍，以及哺育婴儿等高度耗费母亲精力和气血的辛苦劳作，大多数宝妈都会存在不同程度的脱发问题。如果脱发问题十分严重，要先到医院皮肤科让大夫给出专业的诊疗意见。在日常调理中，需要中西结合、内外结合，从调理身体健康入手。这不仅会在产后还我们一头秀发，还会让我们拥有更健康的身体和更优质的睡眠。现在从以下3个方面来解读这个困扰我们的问题吧。

一、吃出健康

脱发是内分泌改变的过程，产后盲目进补会造成热量过剩，这个时候清淡饮食显得尤为重要。因为体力和精神过度疲劳，长期过食纯糖类和脂肪类食物，会使体内代谢过程中产生酸毒素。血液中的酸性毒素容易导致头发营养缺失，干枯发黄。蔬菜中含有的碱性无机盐（钙、镁、钾）含量高，可以中和体内不利于头发生长的酸性环境。所以在针对脱发的问题上，改善饮食结构，在适当食用肉食的同时，强化饮食多样性、确保蔬菜水果的摄入量十分重要。

首先，优质蛋白质（图20-1）。头发的主要成分是角质蛋白，角质蛋白由氨基酸组成，包括脯氨酸、谷氨酰胺、半胱氨酸等。其中的络氨酸是黑色素的必要氨基酸，络氨酸缺乏就会导致白发。半胱氨酸对改善头发强度有很大的帮助，它为毛细胞提供硫，可以改善头发的质地、弹性和强度，这种氨基酸在鸡肉、西蓝花和乳制品当中就可以找到。精氨酸是一种非必需氨基酸（身体自己产生），也存在于坚果、红肉和乳制品中。赖氨酸存在于肉、海鲜和奶酪中，它可以刺激胶原蛋白的产生，身体产生更多的胶原蛋白头发看起来才更健康。蛋白质中的氨基酸，主要食物来源是3个：一个是精瘦肉，富含蛋白质最高，每天必吃但是不能摄入太多；二是鸡肉或者海鲜类，减肥健身

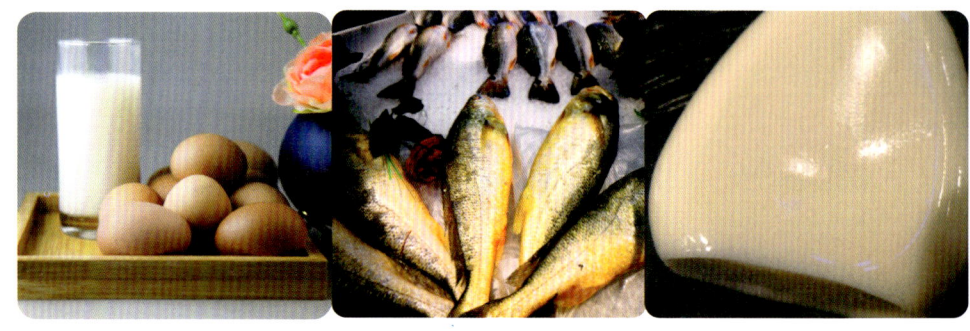

图20-1　优质蛋白质

人士最钟爱的是鸡胸肉,还有海鱼、金枪鱼等;三是日常最重要的蛋奶。牛奶被称为白色血液。我们进食的蛋白质中如果包含了所有的必需氨基酸,这种蛋白质就称为全蛋白,牛奶中的蛋白质就是全蛋白。

其次,维生素(图20-2),尤其是B族维生素。B族维生素可以促进头皮新陈代谢,包括维生素B_1、维生素B_2、维生素B_5、维生素B_6、维生素B_7、维生素B_{12}、叶酸等12种以上的维生素,对头发生产比较有用的是维生素B_2和维生素B_6,可以促进生长,使头发充满光泽。五谷杂粮中很多都可含有,也可以用复合维生素片进行补充。维生素A能维持上皮组织的正常功能和结构完善,促进头发生长。维生素A含量之王当然是胡萝卜了。维生素C可以促进细胞再生,让发根顺利吸收血液中的营养,对预防头发开叉断裂有辅助作用。奇异果含有丰富的胡萝卜素、维生素C,具有抗辐射、抗氧化、抗自由基和抗衰老的作用,可全面改善头发状态。维生素D主要是由人体日照合成的,食物补充维生素D以

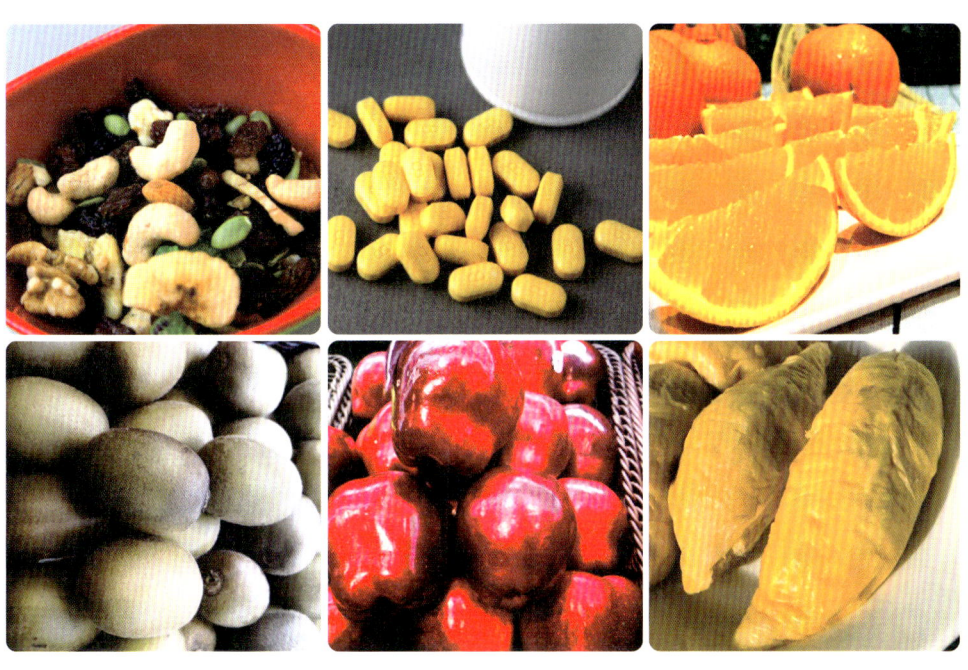

图20-2 补充各类维生素

鱼肝油为主。维生素E可以促进血液循环,提高女子雌性激素水平,是维生素中的美容之王,在坚果和大豆中含量最为丰富。

最后,矿物质(图20-3)。铁、钙、镁、锌元素对头发健康有着重要意义,具有改善发质、增强头发韧性和光泽健康度的重要作用。在这其中,还不能忽略一个影响头发健康的重要元素是碘。缺碘会导致甲状腺功能减退和甲状腺肿,而甲状腺功能减退会导致头发稀疏。碘是水溶性元素,海藻类产品含有丰富的碘,多吃海带能增加头发的光泽,使头发得到充分的滋润。锌具有将饮食中摄取的蛋白质转化为体内头发的功能,体内缺锌会导致体内毛囊变弱,导致脱发。补锌需要多吃瘦肉,牡蛎中也含有大量的锌。铁元素不足时,血液中的血红蛋白量减少,头发的营养供给会被延迟,头发就更容易脱落。含铁量高的食物有猪肝、牛肉、鸭血和樱桃等。

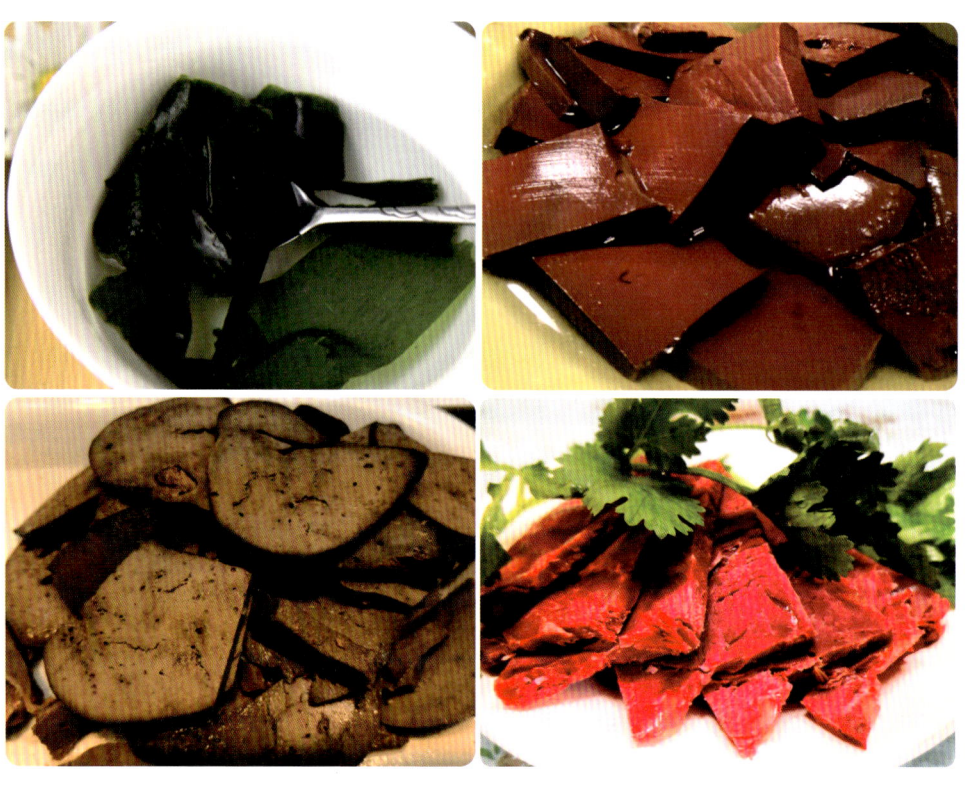

图20-3 日常饮食中补充矿物质

二、头部保健

说到头发，就离不开梳子。有新闻报道过一位享年118岁的高寿老人，她一直耳聪目明、思维敏捷，年过百岁还可以穿针引线。她有一套常年坚持的养生方法，就是坚持每日叩齿梳头200下，以此疏通头部经络，活血固发。不只是这位高寿老人，梳头的重要性几乎是所有养生达人的共识。头部是"诸阳之首"，人体的十二经脉和七经八脉都汇合于此。头部穴位有几十个，约占全身穴位的1/4，还有10多个特定刺激区，所以头发的梳理具有很好的保健功效。在头发的梳理过程中，通过对"百会""玉枕""风池"等穴位的刺激（图20-4），可以增加头发根部的血液流量，增强黑色素细胞的活性，到生发乌发的效果。

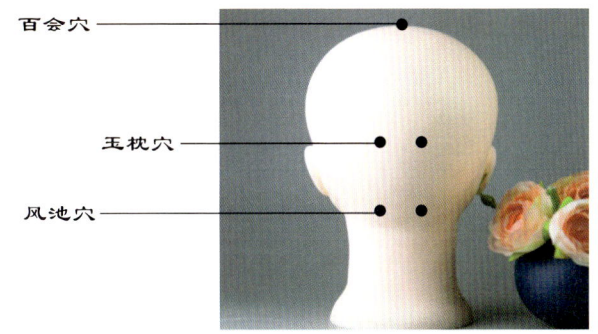

图20-4　头部保健重要穴位示意图

三、重要穴位

百会穴是诸阳之汇，人体的督脉、膀胱经、肝经都在这里交汇，所有的阳气都聚集在此。头顶凹陷的位置就是百会穴。按压百会穴不仅可以提升中医所说的阳气，促进头部血液循环，预防脱发，还能提神醒脑。

玉枕穴属于足太阳膀胱经，经常刺激该穴能生发固发，对于防治脱发、谢顶有一定效果。早在大唐盛世，名医孙思邈就说过用刺激玉枕穴养发的方法。据典籍记载，他每天都会用"五指梳"的方法梳头百次，实际上就是在刺激玉枕穴，长此以往，不仅发质坚固，身体也愈加强健。

风池穴的位置在脖子与后脑勺的交汇之处，按摩这个穴位可以疏通颈项经络，促进头部血液循环，增强对头皮和头发的营养供应。同时艾灸按揉风池还能够清头目，利五官七窍，所以平时按揉或者艾灸这个穴位能有效地促进头发生长、预防脱发。

四、发梳选择

平时我们常见的塑料梳，在梳头的时候很容易产生静电，会直接对发丝产生牵拉感，也容易造成毛鳞片损伤。其他金属等发梳用品，与头发摩擦的时候也很容易产生静电，造成头发断裂、干枯，分叉。所以我们使用发梳，必须选择天然材质。

1. 檀木梳

檀木主要产于东南亚、南美以及赤道附近的热带雨林，生长缓慢，所以密度和质量很大，数百年才能成才，具有天然的百毒不侵和祛邪驱虫祛病的天然植物性征。《本草纲目》记载：檀木可以消风，清热，解毒。经常用檀木梳（图20-5）梳头，有助于改善头部血液循环状况，使头发得到血液的滋养，亦可以牢固发根，减少头发脱落，促进大脑血液供应，健脑提神。

2. 天然鬃毛发梳

猪鬃毛是猪颈部和背脊前部长约5厘米以上有硬度的刚毛，坚韧、有弹力、油性大，具有良好的吸附能力。因为是天然毛发，虽然有刺感但是不刺激皮肤，可以很好地将头皮油脂刮带到发身和发梢，对头发具有天然的养护作用。猪鬃毛扎成小朵梳齿，可以有效地刺激毛孔并促进发根头皮血液循环，疏经通络，激发头皮活力（图20-6）。洗发后使用可以闭合打开的毛鳞片，让头发顺滑亮泽。

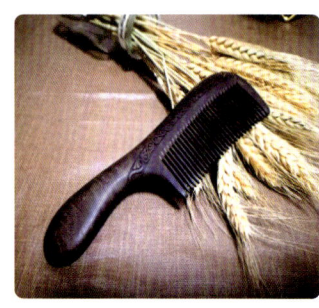
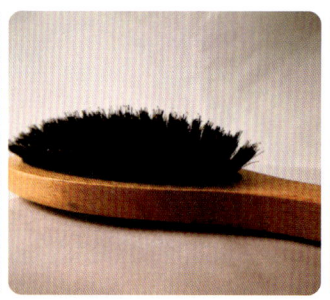
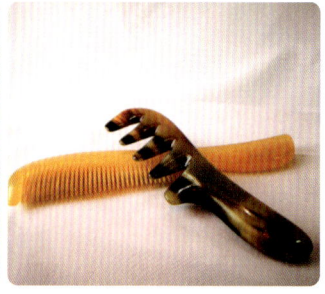

图20-5　檀木梳　　　　图20-6　天然鬃毛发梳　　　　图20-7　牛角梳

3. 牛角梳

牛角梳系牛角制作而成。牛角自古就是一种中药，用牛角梳梳头，去垢而不沾，解痒无痛感，温润不会挂扯发丝，有清凉血、舒筋活血、安神健脑的功效。俗话说"千过梳头，头不白"，每天早晚用牛角梳（图20-7）由前向后，再由后向前轻轻梳刮数遍。可疏经通络，促进头部血液循环，防止头发营养不良而导致长白发、黄发和脱发。

4. 酸枝木梳

酸枝木是多种木材的统称，主要分布在热带和亚热带地区。好的酸枝结构细密，性坚质重，遇水则沉。《本草纲目》中有记载，黑酸枝具有消风、清热、解毒作用，长期使用可以促进血液循环，提神益智。大红酸枝酸香醇厚，有独特的杀菌功效，是具有实用保健功能的珍贵木材。

中医认为，脱发和人体五脏中的肝、肾、脾和气血有着密不可分的关系。肝藏血，主疏泄，肝如果不能很好地发挥排毒理气的功效，血就不能很好地运行从而滋养到人体最表面的皮肤和毛发。而脾主运化，良好的脾的运作才能把精气和营养化为人体生发最重要的气血等物质。所以健脾加滋补肝肾，是中医调理脱发的基础性动作。因为肝气郁结会影响生发，肾气不足导致脱发，而且肾虚常伴有脾气不足。疏肝补肾的常用中药有何首乌、枸杞、熟地黄、当归、人参、红花等。中药里的七宝美髯丹，就是滋补肝肾，用于肝肾不足，须发早白的传统名方。米诺地尔酊是西医里被广泛认可的具有生发作用的西药制剂，本质上是一种周围血管舒张药，局部使用可以刺激斑秃毛发生长，男用和女用在浓度上有所区别。主要方法是外用涂抹，医生会根据个人情况给出用量表，遵医嘱使用即可。

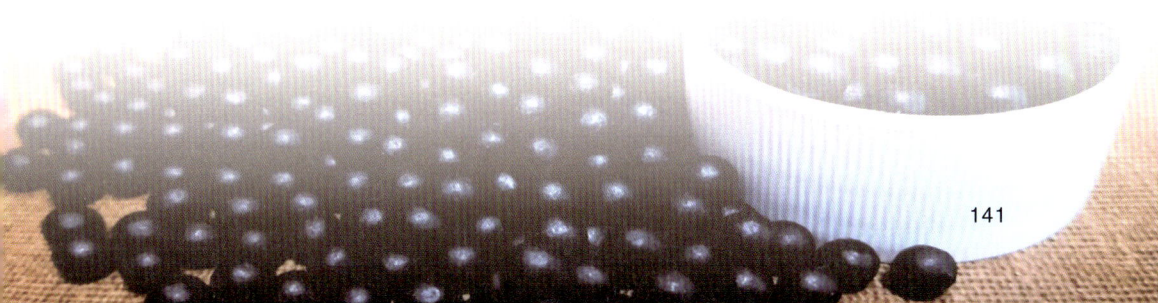

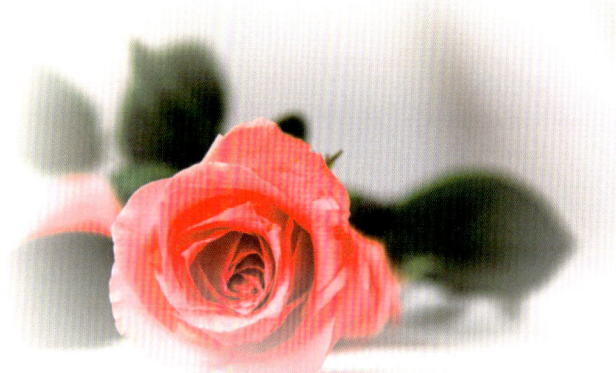

第二十一章 权益保护

在怀孕、生产、哺乳的特殊时期,广大女性面临着来自生理、家庭、工作等多方面的考验和压力。哪些权益是我们的合法权益,又该如何保护,是我们实现女性权益保护的重要一课。

2021年5月31日,中央召开会议审议《关于优化生育政策促进人口长期均衡发展的决定》并指出,为进一步优化生育,实施一对夫妻可以生育3个子女政策及配套支持措施,关于推进普惠托育服务体系、推进教育公平等配套措施正在逐步落地中。截至发文时,许多省份新的人口与计划生育条例正在发布征求意见稿,提出女职工生育三孩的,在原有的基础上增加产假、奖励假,配偶护理假等,并提出推行父母育儿假制度,给予合法生育的父母在孩子1~3岁之间,给予父母双方育儿假,除此之外,教育、医疗、学区、房产等关系重大民生的关键问题都在改革,提高民生为生育让路。时间轴放在2022年,我们且来梳理现在的生育以及权益保护政策,在学习和憧憬中期待女性产育政策的完善和更进吧。

一、关于产假

各地计划生育条例中最大的亮点就是关于对计划生育奖励假的具体规定。我国现行的《女职工劳动保护特别规定》第七条规定:女职工生育享受98天产假,其中产前可以休假15天;难产的,应增加产假15天;生育多胞胎的,每多生育1个婴儿,可增加产假15天。女职工怀孕未满4个月流产的,享受15天产假;怀孕满4个月流产的,享受42天产假;怀孕7个月以上终止妊娠,符合国家生育规定的,休产假98天。这仅仅只是基础。《中华人民共和国人口与计划生育法》明确规定,符合法律、法规规定生育子女的夫妻,可以获得延长生育假的奖励或者其他福利待遇。因此各地在修订地方计生条例和特别规定时，均在98天产假的基础上增加了奖励假期，从30天到数月不等，对剖宫产、难产、多胎的情况增加天数都有了具体的规定。以陕西产假为例：《陕西省实施女职工劳动保护特别规定》第十四条规定，正常分娩的休产假98天，其中产前可休假15天；《陕西省人口和计划生育条例》中规定，职工合法生育子女的，在法定产假基础上增加60天，即98+60=158天产假。如果女职工参加孕前检查，还可以再延长10天，也就是说顺产产假最长为168天。另外，难产或剖宫产的产妇要在168天的基础上增加产假15天；生育多胞胎，每多生育1个婴儿增加产假15天。除此之外，《陕西省人口与计划生育条例》规定，女职工生育孩子满1周岁前，所在单位应当严格依照国务院和本省女职工劳动保护有关规定保证哺乳时间并提供哺乳条件，所在单位确因特殊情况无法保证哺乳时间并提供哺乳条件的，经单位与本人协商，可给予3~6个月的哺乳假。而且在哺乳假期间比照生育津贴标准发给津贴，不影响晋级、调整工资，并计算工龄。

值得一提的是，各省新修订的人口与计划生育条例中，许多省份都强化了关于哺乳、育儿和拖育方面的规定和措施。以《陕西省人口与计划生育条例》为例，其中明确规定推行父母育儿假制度，符合政策生育或者依法收养子女的，在子女三周岁以内，每年给予父母双方各累计十天的育儿假，且保证职工在婚假、产假、护理假和育儿假期间按出勤对待，享受相应的工资、福利待遇。《条例》中指出，鼓励和引导社会力量兴办托育机构，支持机关、企业事业单位、社区提供托育服务。随着二胎、三胎政策的逐渐开放，托育机构逐渐普及并处在蓬勃发展阶段。托育机构的主要理念为保育为主，保教结合。对双职工而言，这在一定程度上避免了老人抚育孩子过程中可能存在的溺爱和形式单一，也能有效规避保姆单独照顾孩子，家长无从监管的问题。幼儿在托育机构习得基本生活常规并养成一定的集体意识，为日后衔接正式幼儿园生活也有着积极意义。

二、产假待遇

按照国务院颁发的《女职工劳动保护规定》第八条，产假期间工资标准按照产假前标准全额支付工资。产假是法律规定的休假时间，属于带薪休假，产假期间工资和职工以往每月的实发工资保持一致。规定中明确指出"女职工产假期间的生育津贴，对已经参加生育保险的，按照用人单位上年度职工月平均工资的标准由生育保险基金支付。"对未参加生育保险的，按照女职工产假前工资的标准由用人单位支付。"如果产假工资高于生育津贴，公司须要承担差额部分，确保前后工资水平一致。而且在享受产假期间，公司依旧需要按照国家规定为员工购买社保，社保费用依旧由公司和员工按照比例承担。对于哺乳假期间工资与产前假工资一样，不得低于其原工资收入的80%。

产前假，是指妊娠7个月以上，如工作许可，经本人申请，单位批准，可请产前假75天。部分属于地方法规规定必须给假的情况（需要参照各地的具体规定），单位应批准其休假。请产前假期间，应作出勤对待；未请产前假的，每天工间休息1小时，不安排夜班，给予正常上班待遇，其工资按照员工以往每月实发工资标准80%发放。孕妇休保胎假由医院开具医疗证明，按病假待遇发放工资。

对于大多数企业而言，生育津贴由国家补贴给企业，用来发放产假期间工资。它的计算方法与公司在社保处的申报工资基数有关，一般规定产假工资和生育津贴就高领取，简单说来就是：如果职工本人工资高于生育津贴则按照本人工资计算，如低于生育津贴标准则按照生育津贴计算。如果单位未依法参加生育保险，则该费用由用人单位承担。

在整个孕期、产期、哺乳期内劳动合同或者聘用合同期限届满的，应顺延至孕期、产期、哺乳期期满，但女职工自主提出解除合同的除外。另外，我们还要注意按照规定正常计入劳动时间的3种情形：劳动时间内按照规定进行产前检查的，所需时间计入劳动时间；哺乳时间计入劳动时间，用人单位应当按照国家规定，定期组织女职工进行职业健康检查，并书面告知女职工检查结果，职业健康检查和妇科疾病检查时间都是计入劳动时间的。也就是说，我们的工资不应因为以上情况的发生而有任何改变。

三、权益保护

从国家层面，到各省（自治区）、直辖市的人口计生条例、女职工劳动保护等法律规定，针对女性的生理特殊性以及可能面对的生活困难和社会压力，在制度上对很多涉及广大女同胞切身利益的细节给予了明确规定。现行的国务院颁发的《女职工劳动保护特别规定》中细化了之前使用多年的规定，特别指出用人单位应当遵守女职工禁忌从事的劳动范围，并且应当将本单位属于女职工禁忌从事的劳动范围的岗位书面告知女职工。规定中细化了有关女职工特殊生理时期的劳动强度和范围，包括针对全体女职工禁忌从事的井下作业、超过负重时间和负重强度作业等；针对女职工在经期不能从事的冷水作业、低温作业、超过规定强度标准的劳动作业；针对孕期女职工不能从事的化学污染物、有毒物质浓度超过国家职业卫生标准的作业，及其他低温、高温、噪声、密闭空间等劳动作业；哺乳期女职工不能从事的超标准作业，等等。参与社会主义劳动的广大女职工，应该充分了解国家规定的有关女性劳动强度适应性的具体规定，必要时积极拿起法律武器捍卫自身的合法权益不受侵害。

各地的劳动保护规定各有不同，但都在国家规定的基础上进一步完善和细化。以2018年1月陕西省政府发布的《陕西省实施女职工劳动保护特别规定》为例，该规定特别细化了女职工生理期和孕期的细节保护。其中第十条规定：女职工因患重度痛经或月经量过多不能正常工作的，经二级以上医疗机构证明，用人单位给予1~2天的休息时间。用人单位可以向在职女职工每人每月发放必要的卫生用品或者卫生护理费。第十二条对用人单位提出了减轻相应劳动量、对不适应原岗位劳动的暂时调整工作岗位、怀孕不满3个月且妊娠反应严重或者怀孕7个月以上的不得安排夜班劳动，每天安排不少于1个小时的休息时间，并在从事立位作业的女职工工作场所设置座位休息。其中第十七条还就女性服务场所进行了规定，要求女职工人数比较多的用人单位应当根据女职工需要，按照规定建立女职工卫生室、孕妇休息室、哺乳室等场所和设施，使用面积一般不少于10平方米，并采取措施妥善解决从事流动性或者分散性工作的女职工在生理卫生、哺乳等方面的困难。

母婴关爱室

根据国家卫计委等10部门联合印发的《关于加快推进母婴设施建设的指导意见》中明确指出所有应配置母婴设施的公共场所和用人单位基本建成标准化的母婴设施。各省市纷纷下发文件，在女职工人数较多、条件较成熟的企业、机关事业单位、工业园区、商务楼宇和公共场所中建立"母婴关爱室"，各级工会组织将母婴关爱室纳入职工之家建设的重要内容。母婴关爱室私密温馨，功能设施齐全，让哺乳不再尴尬。在公共场所设置"母婴关爱室"，不仅为妈妈们提供了私密空间，化解喂奶的尴尬，更体现了对妇女、儿童的关爱，彰显了公共服务人性化。母婴关爱室是社会发展、时代进步的生动体现（图21-1）。

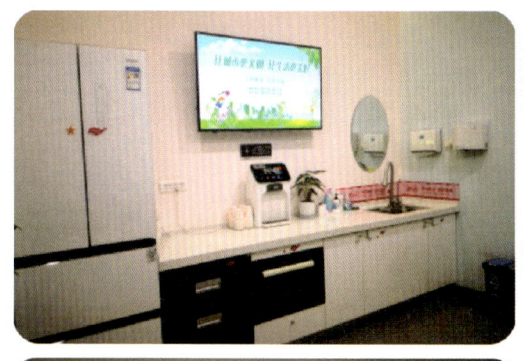
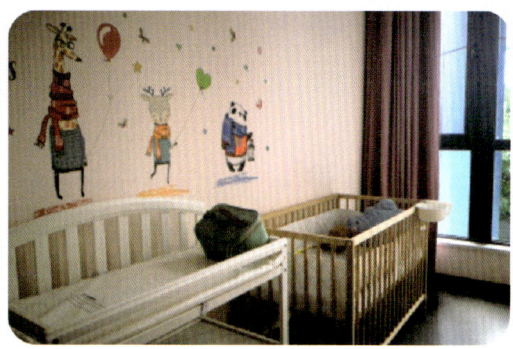
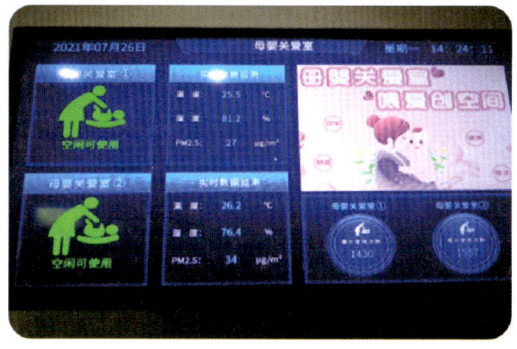
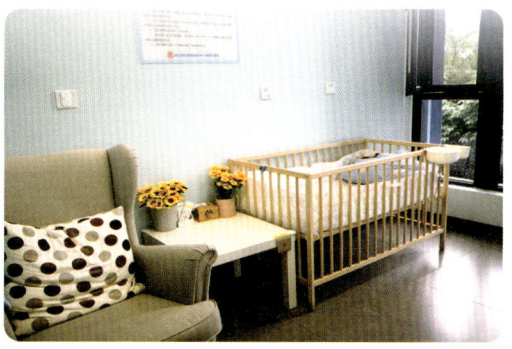

图21-1　一所位于二线城市新区政务中心的母婴关爱室

四、应知应会

按国家规定，用人单位违反有关女职工劳动保护规定的，由县级以上人民政府人力资源社会保障行政部门，或县级以上人民政府安全生产监督管理部门责令限期改正，按照有关标准处以罚款。情节严重的，责令停止有关作业，或者提请有关人民政府按照国务院规定的权限责令关闭。

各省关于女职工劳动保护特别规定有极大相通之处，可以互相比照学习。按照陕西省女职工劳动保护特别规定，用人单位违反规定侵害女职工合法权益的，女职工可以依法投诉、举报、申诉，依法向劳动人事争议调解仲裁机构申请调解仲裁，对仲裁裁决不服的，可向人民法院提起诉讼。用人单位违反本规定，侵害女职工合法权益，造成女职工损害的，依法给予赔偿；用人单位及其直接负责的主管人员和其他直接责任人员构成犯罪的，依法追究刑事责任。当我们的权益受到侵害，应该如何求助相关法律、相关部门，如何了解自己享有哪些权益并维护，让我们来逐步梳理。

根据司法部《关于推进公共法律服务平台建设的意见》要求，全国各地都积极完善了劳动法律热线和相关维权服务渠道。12348基本上是全国各省、自治区、直辖市各地区通用的公共法律热线。各级总工会还打造了关于职工服务的12351职工服务网上平台和热线，致力于为广大职工提供第一道法律支持。另外，工会职工服务中心都设立了对外窗口和免费的法律咨询服务，当我们的权益受到侵害的时候，可以积极求助于各类组织提供的专业公益法律维权平台，让我们在第一时间了解处境和正确的处理方法。

按照各地区各级劳动人事争议调解仲裁办法和人社部门有关仲裁案件管辖范围的规定，绝大部分劳动争议案件都可以首先通过劳动监察机构进行举报投诉，或者向劳动仲裁机构提请仲裁。目前，各级劳动仲裁机构和劳动监察机构信息都是公开的，依据劳动人事争议调解仲裁办法有关规定：省、设区的市、县（市、区）人民政府依法设立劳动人事争议仲裁委员会，负责处理管辖范围内的劳动、人事争议。劳动人事争议仲裁委员会依法独立行使仲裁权。

劳动监察机构和劳动仲裁机构的行政关系属于各级人社部门，以某市为例，在某市人力资源和社会保障局的官网，我们通过信息公开和组织机构可以清楚地看到某市劳动保障监察支队和市劳动人事争议仲裁院的链接，可以由此获得劳动监察投诉举报，以及申请劳动仲裁的官方联系方式和地址。同时，大多数人社部门官网还打造了劳动保障监察网上投诉举报联动平台，进入平台，有网上投诉、网上举报、案件处理查询、意见反馈等具体栏目，我们可以根据要求填写信息进行投诉举报，同时还可以查询案件处理情况。平台上的意见基本都得到了官方回应和反馈（图21-2）。还有一些本地应用及官微平台上，都公开有省、设区的市、县（市、区）的劳动监察机构和劳动仲裁机构具体的联系方式，我们可以按照当事人或者案件发生地的行政区划进行举报和维权。

具体到劳动仲裁,需要前往相关劳动仲裁部门按照工作流程递交申请,劳动仲裁院接收材料后进行审核,确定是否符合立案条件,符合立案之后会通过当事人双方和解或者介入进行调解,再根据具体情况进行裁决。当事人也可以履行相关手续委托律师和法律工作者代理,符合法律援助条件的申请人也可以向相关法律援助中心申请法律援助。劳动仲裁生成后,如果仲裁单位不执行,劳动者可以携带生效的裁决书到当地人民法院申请强制执行。对仲裁结果不服的,可以请专业律师介入向人民法院提起诉讼。

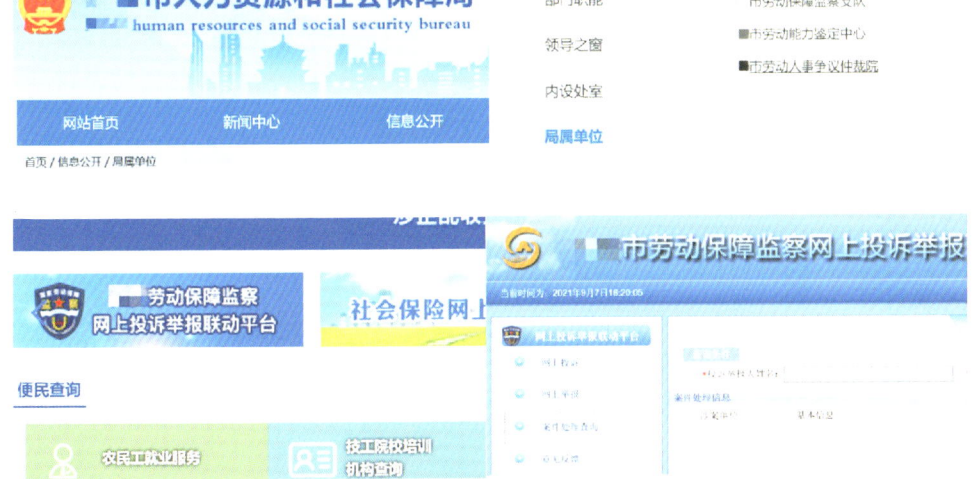

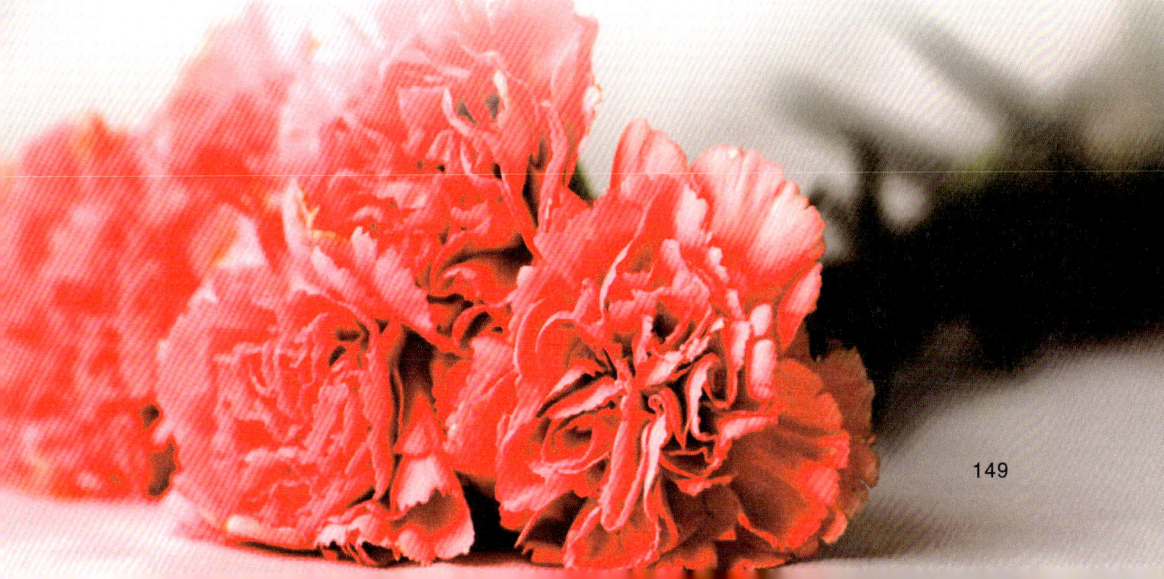

图21-2 政务公开——劳动监察、劳动仲裁、投诉举报网上平台

后 记

阳春三月，这本小书临近交稿。樱花繁茂，郁金香开，和煦的阳光为我们昭示着新的一切。3年来，经历疫情大考，感慨和思索时刻敲打着我们的内心：是伟大的祖国护佑着我们，伟大的民族精神勉励着我们。待到春打六九、惊蛰时分，我们初始时撒下的种子已在不知不觉中长大，昂首破土、仰望天地，只一句：这世界这般美好，我愿点缀于万一。

在我的记忆中，每年的清明都伴随着淅淅沥沥的小雨浸润大地，唯独今年，春光明媚、惠风和畅。站在爷爷奶奶的墓前，青白石碑静默、干枯树枝和鲜嫩新草交织。想起幼年的我，经常给奶奶许愿：等我长大了，要带奶奶去看高山大海，周游世界。奶奶总会回复我：等孙女长大了，我坟上的酸枣树早已经比你还高。20年后的今天，我站在墓前，那坟上果然有一棵酸枣树，那棵酸枣树果然比我还高。酸枣树的生命力极强，早期的时候主干生长迅速，后来就会缓慢生长，哪怕中空，也抵挡不了新枝抽新芽，不断生发外扩，生生不息。人心向下，血浓于水。无论是爱情、亲情、友情，这世间，真正的情与爱，都是不求回报的。为你点一盏孔明灯，祝我亲爱的人健康、快乐足矣。

一株小苗要长大成材，必要经历烈日雨雪、寒风凛冽，亦要历经驱虫用药、修葺栽剪。这个过程相当于王国维所描写的前两重人生境界。但真正能让我们达到自由和快乐彼岸的是第三重境界：看山还是山，看水还是水。这种心态可以让我们蓦然回首中，灯火阑珊处不经意间握手人生的真谛。如果这个抽象的哲学表述可以用一种方法论来阐释，我想应该是威斯敏斯特教堂墓碑上的那段关于从改变自己来影响世界的箴言。我们要在各种经历中无限反思，充分认可这世间人和事物的多样性，明白没有任何情况可以用同等比例的模具来框架和定义，我们能操控和改变发展走向的，只有自己。我们要肋下生翼，庇护新生，唯修炼一颗强大的内心才是我们通往幸福彼岸的必由之路。

　　婚姻课题和亲子关系是人一生中最重要的章节之一，因为这是最直接影响到我们情绪的元素。有人描述过人生最理想的状态：白天投入热爱的工作，夜晚投入爱人的怀抱。不知我们终其一生是否可得。最近我看到一位专家说的，凡是白头到老的婚姻其中一定有一个非常卓越的，综合智商、情商都很高的，甚至逆商也很高的人，最后选择蜕变自己，全然接纳了对方。对于这个观点我是非常同意的。但我们这本书讨论的范围还到不了这个阶段，因为婚姻在每个时段的主题和使命有所不同，当我们爱情生活仍然为主题，在孕育子女的甜蜜时刻，两个人在一定程度上真实性情的袒露，以及彼此在婚姻里所占有资源的相互摩擦，这此消彼长的磨合也是修炼一段完美婚姻和幸福家庭的必经之路。或许我们受过伤害，但并不代表会丧失爱的能力；或许曾经妥协，但并非彻底的沮丧和放弃；我们选择包容原谅，与自己和解，因为对错不是彼岸，幸福才是目的。春江水暖鸭先知，一切真正入心的影响都是艺术性渗透，不露痕迹、悄无声息，不知不觉中换了天地。

　　提升认知、打开胸怀、提高境界，这不是要求，这是对女性最真诚的保护。我们要接纳生活中已然存在的一切，围绕自己想拥有的幸福去坚持和努力；我们要自强，不靠卑微于男性的给予或者不给予而耿耿于怀，但同时也能真诚坦然拥抱他人辛苦狩猎带回的劳动果实；我们要自护，面对别人和外力带来的伤害要能开解自渡，但同时保持内心对美好事物的敏感，永远热爱明天初生的朝阳；我们要自愉，能够在各种生活的驳杂和疲惫中寻找乐趣，并把最好的正能量带给身边的人。在这个过程中，我们要逐渐体会：一种怎样的心态可以让我们坦然面对生活中的所有意外，一种怎样的感情可以让我们和最亲的人永不生嫌隙，一种怎样的胸怀可以让我们正视生活中的所有苦难，一颗怎样的心可以带我们走向真正幸福的结局。当我们读懂了这一切，就为我们腹中的孩子备好了人生中最好的第一份礼物——一位能够通过修炼获得强大丰富内心而终生远离抑郁的母亲，还有一颗懂爱和如何去爱的心。

我的彤上幼儿园了，她毫无章法的涂鸦、肆意的破坏、蹩脚的唱诵、由衷的好奇都表达着她对这个世界的无尽探索和喜爱。让我想起一篇文章里讲到的，人类这种智慧生物的出现，本就是为了欣赏地球之美而存在。我们要点缀她，更要保护她。让我们小手拉大手，从美丽的童话故事里拉开人生序幕，展开对未知的探寻。等你长大了，妈妈会和你分享所有的色彩和滋味，我们一起去欣赏地球、享受生活、帮助别人，我们一起，去感悟这个最美好的世界。

甘棠
2023年4月19日

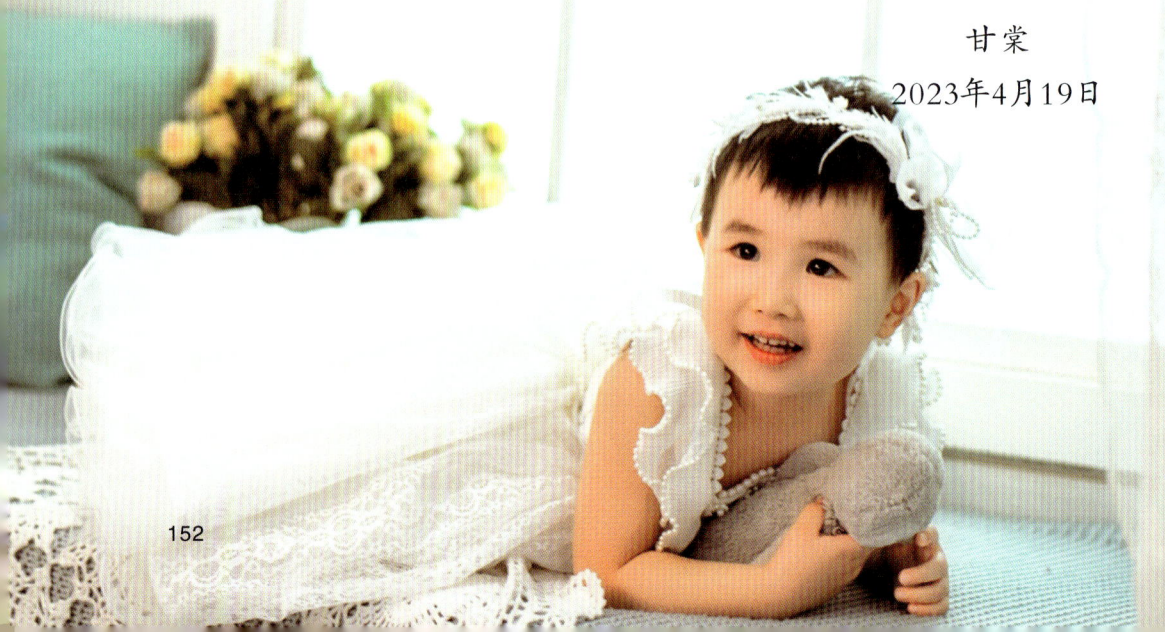